Dr. Malte Rubach

Gesund mit
Reis

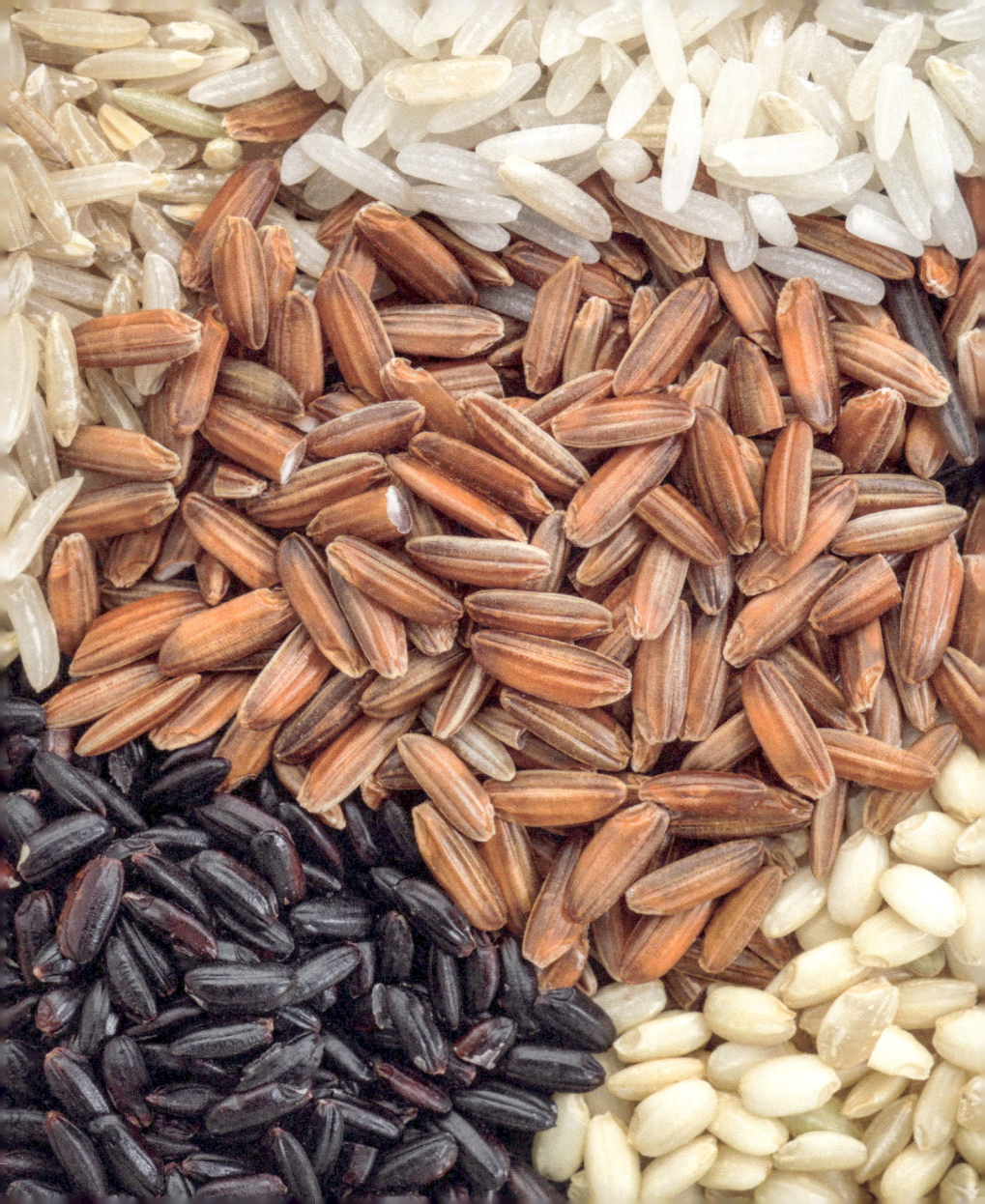

Dr. Malte Rubach

Gesund mit
Reis

- Nährstoffreich und sättigend
- Stoffwechselanregend
- Antioxidativ

HERBiG *Hausapotheke*

Wichtige Hinweise
Die Wissenschaft ist ständig im Fluss. Die vorliegenden Informationen beruhen auf gründlicher Recherche des Autors. Ziel des Buches ist es, die modernen Erkenntnisse der Ernährungsmedizin aufzuzeigen, wobei die Betreuung durch einen Therapeuten hiermit nicht ersetzt werden soll. Alle Empfehlungen und Informationen sind von Autor und Verlag sorgfältig geprüft, dennoch kann keine Garantie übernommen werden. Jegliche Haftung des Autors bzw. des Verlages und seiner Beauftragten für Gesundheitsschäden sowie Personen-, Sach- oder Vermögensschäden ist ausgeschlossen.
Für die Angaben zu den aufgeführten Produkten kann weder seitens des Autors noch seitens des Verlages eine Gewähr übernommen werden. Der Leser sollte in jedem Fall seinen Therapeuten um Rat fragen, verordnete Medikamente nicht eigenmächtig absetzen und die Anwendung der hier genannten Präparate auf seinen speziellen Bedarfsfall vom betreuenden Therapeuten prüfen lassen.

Besuchen Sie uns im Internet unter:
www.herbig-verlag.de

© 2016 by F. A. Herbig Verlagsbuchhandlung GmbH, München
Alle Rechte vorbehalten
Umschlaggestaltung: Wolfgang Heinzel
Coverfoto: Shutterstock
Satz: Birgit Veits
Gesetzt aus der 9,5/13,5 Utopia
Druck und Binden: Neografia, A.s.
Printed in EU
ISBN: 978-3-7766-2795-4

Inhalt

Vorwort	**10**
Herkunft und Anbau	**12**
Reisanbau und Klima	16
Verarbeitung	**19**
Brauner Reis oder Vollreis	**19**
Weißer Reis	**22**
Parboiled Reis	**22**
Reiskleie	**23**
Produkte	**23**
Langkornreis – klassisch	23
Basmati-Reis	24
Karolina-Reis	24
Jasmin-Reis	24
Mittelkornreis – klassisch	25
Risotto- oder Paella-Reis	25
Roter Camargue Reis	25
Sushi-Reis	26
Rundkornreis oder Milchreis	26
Wildreis	26
Weitere Verarbeitungsprodukte von Reis	**27**
Reiskeimöl	27
Reisstärke	29
Reismehl	29

Inhalt

Reisessig	29
Reiswein	30
Amazake	30
Mirin	31
Reisbier	31
Reisflocken	32
Reisknusperflocken oder Reiscrispies	32
Puffreis	32
Reiswaffeln oder Reiscracker	32
Reisnudeln	34
Reisblätter	34
Reiskuchen	34
Reis-Congee	35
Reisbranntwein	35
Reisbrot	36
Reismalz	36
Reissirup	37
Reismilch	37
Inhaltsstoffe	39
Vitamine	42
Spurenelemente	46
Mineralstoffe	47

Gesundheitseffekte von Reis — 50

Vollreis, Weißreis und Parboiled – wer kann was? — 52

Vollreis	53
Parboiled Reis	55
Weißreis	58

Generelle Gesundheitseffekte 62

Einfluss auf Diabetes mellitus Typ 2 62

Kardioprotektive Effekte 69

Antioxidative Effekte 71

Hypoallergene Wirkung von Reis bei Unverträglichkeiten 73

Reis und die Belastung mit Rückständen 74

Rotschimmelreis als Nahrungsergänzungsmittel 77

Heilwirkung und Anwendungen bei Symptomen 78

Trockene Haut und Haare 79
Reiswasser 80
Haarkur mit Reiskleie für trockene und spröde Haare 80
Reismehl als mattierender Hautpuder 81
Reisseife 82
Reispeeling 85
Reisgesichtsmaske 86
Gesichtswasser auf Reisbasis 86

Verdauungsprobleme 87
Essigkur mit Reisessig 88

Reis-Congee nach der Traditionellen Chinesischen Medizin 89

Durchfall 91

Gicht und Hyperurikämie 93
Kräuterreis 94
Curryreis 94
Curryreis kalorienarm 95
Paprikareis 95

Inhalt

Zu hoher Cholesterinspiegel — 95
Kirsch-Nuss-Pilaw — 98
Reis-Karotten-Datschi — 99
Zweistromland-Reis mit Linsen — 99
Reis-Porridge — 101

Schwere Beine und Wassereinlagerung — 102

Rezepte — 106

Reis international — 106

Zubereitung und praktische Fragen — 107
Die Quellmethode — 107
Die Wassermethode — 108
Menge — 108
Reisaufbewahrung — 108
Sonderfall Milchreis — 110

Brasilien — 111
Brasilianischer Reis als Beilage — 111
Tempero da Marjorie — 113

China — 113
Gebratener Reis mit Hühnerfleisch — 113

Indien — 115
Mulligatawny — 115

Indonesien — 116
Reissalat mit Krabben — 118

Italien — 119
Risotto milanese — 119

Inhalt

Japan 120
Sushi 120
Tamago kake gohan 121

Österreich 123
Serbisches Reisfleisch 123

Spanien 124
Paella 125

Ungarn 126
Siebenbürger Kraut 126

USA 128
Hopping John 128

Vietnam 129
Reisrollen mit Tofu-Gemüse-Füllung 129

Reiswein selber machen 130

Anhang 133

Quellen und zum Weiterlesen 133

Der Autor 135

Bildnachweis 135

Vorwort

Wenn Kaffee das schwarze Gold ist, dann muss Reis wohl das weiße Gold sein. Für mehr als die Hälfte der Erdbevölkerung stellt Reis ein tägliches Grundnahrungsmittel dar. Aufgrund der Anforderungen der Reispflanze an klimatische und geografische Bedingungen finden sich die »Reisnationen« zwar vorrangig in Asien und Südamerika, doch auch in westlichen Industrienationen ist Reis ein fester Bestandteil der kulinarischen Landschaft. In Italien oder Frankreich werden beispielsweise bestimmte Reissorten sogar vor Ort angebaut.
Der Reisanbau ist sehr wasserintensiv und führt zur Entstehung des Treibhausgases Methan. Neue Sorten und Anbaumethoden versuchen, diese Nachteile auszugleichen, denn eines steht fest: Während Reis in den westlichen Industrienationen die kulinarische Vielfalt »nur« ergänzt, ist er in weiten Teilen der Welt ein wichtiges Mittel im Kampf gegen den Hunger und kaum vom Speiseplan wegzudenken.
Dies liegt vor allem an der Tatsache, dass Reis äußerst vielseitig und nährstoffreich ist, ganz gleich, ob als Beilage oder als Hauptmahlzeit. Daher ist er auch in sämtlichen Ernährungsweisen vertreten – ob nun omnivor, vegetarisch oder vegan. Verwendung findet er dabei nicht nur als kleines weißes Korn neben dem eigentlichen Gericht. Reisnudeln, -wein oder -bier und auch Reismehl bereichern den Speiseplan auf unterschiedlichste Weise. Hinzu kommen noch zahlreiche äußerliche Anwendungsmöglichkeiten, bei denen der Reis seine heilenden Wirkungen ausspielen kann – sei es als Reiswasser, -seife oder -peeling.

Vorwort

Es lohnt also, sich mit Reis einmal etwas genauer zu beschäftigen, seine Vielfalt in der internationalen Küche kennenzulernen und seine ernährungsphysiologischen Vorteile als wertvollen Beitrag in einer ausgewogenen Ernährung zu nutzen!
Viel Spaß bei der Lektüre!

Ihr

Malte Rubach

Herkunft und Anbau

Reis gehört zur Familie der Süßgräser und hat den lateinischen Namen *Oryza sativa*. Es gibt botanisch gesehen zwei Reissorten, die für den menschlichen Konsum von Bedeutung sind: die Indica-Sorten und die Japonica-Sorten. Die Indica-Sorten sind besonders gut an tropisches Klima angepasst, sind aber auch relativ robust, wenn es Trockenperioden gibt oder Schädlinge und Krankheiten die Pflanzen befallen. Langkornreis ist ein typischer Vertreter der Indica-Sorten. Japonica-Sorten haben dagegen eine runde bis ovale Form und werden insbesondere in den gemäßigten Breiten und im tropischen Hochland angebaut.

Etwa 80 Prozent der weltweiten Reisproduktion stammen aus Indica-Sorten. Da sowohl Indica- als auch Japonica-Sorten noch mal in verschiedenen Untersorten vertreten sind und daneben noch viele Wildreisarten existieren, zählt man weltweit mehr als hunderttausend unterschiedliche Reissorten.

Der Reisanbau blickt auf eine über 5000 Jahre alte Geschichte zurück. Die ersten Anbauregionen wurden im heutigen China und Indonesien ausfindig gemacht und verbreiteten sich von dort aus nach Japan, Südostasien und Indien. Über das Zweistromland nahm der Reis um etwa 800 n. Chr. dann seinen Weg nach Europa, insbesondere nach Frankreich, Spanien und Italien, wo auch heute noch Reisanbaugebiete existieren. Nach Süd- und Nordamerika gelangte der Reis schließlich durch die Entdecker- und Eroberungsfahrten im 17. Jahrhundert, sodass sich auch dort und insbesondere in Südamerika echte Reiskulturen entwickelten.

2 Wie andere bekannte Getreide gehört auch Reis zu den Süßgräsern.

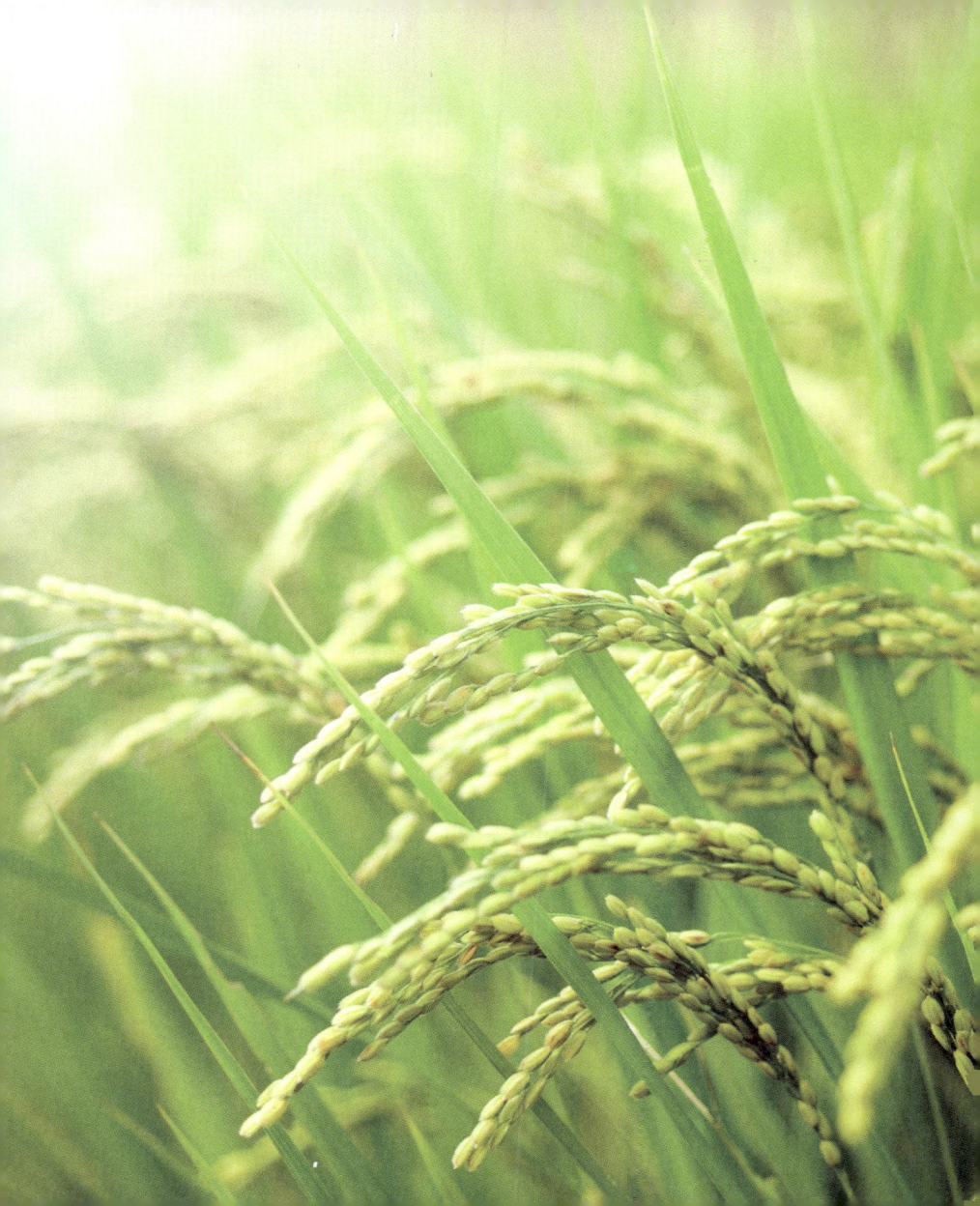

Heute wird Reis in über 100 Ländern der Erde angebaut, sowohl zum Eigenbedarf als auch für den Export. China, Indien und Indonesien sind dabei die Hauptanbauländer und für mehr als 60 Prozent der Welterzeugung verantwortlich. Diese Länder produzieren allerdings hauptsächlich für ihren eigenen Bedarf. Fast die Hälfte des Exports wird durch drei andere Akteure bewerkstelligt: Thailand, Vietnam und Indien. Der nach Deutschland importierte Reis ist hingegen vorwiegend aus Thailand, Indien und Pakistan. Daneben spielen aber auch südamerikanische Anbaugebiete und auch Reis aus Spanien, Italien und Frankreich eine Rolle. Insgesamt wird der Markt vom Langkornreis dominiert, dessen Anteil international aber auch in Deutschland gut 70 Prozent ausmacht. Prominente Vertreter sind sowohl der Jasmin- als auch der Basmati-Reis.

Reisanbaugebiete liegen in bis zu 2000 Metern Höhe, was bereits auf Besonderheiten bei der Kultivierung hindeutet. Beim Nassreisanbau werden die Reisfelder mit Wasser geflutet, sodass die Pflanzen in etwa 20 Zentimeter tiefem Wasser stehen. Das verhindert zum einen den Befall der Pflanzen mit Krankheiten, zum anderen bilden sich auf den so bewässerten Feldern aquatische Ökosysteme, die zum Erhalt einer charakteristischen Bodenstruktur samt nützlichen Bodenbakterien und Kleinstlebewesen beitragen. Zunehmend zum Problem werden allerdings die Rückstände von Chemikalien aus Industrieprozessen, die bereits in der Umwelt vorhanden sind und sich mit der wiederkehrenden Bewässerung in den Reisfeldern anreichern.

In den asiatischen Anbauregionen werden Pflanzensprösslinge in den Boden eingesetzt und anschließend unter Wasser gesetzt. So sind bis zu drei Ernten im Jahr möglich. In westlichen Anbauregionen werden hingegen zumeist einfach nur die Samenkörner in den Boden eingebracht und anschließend geflutet, was zu weniger schnellem Wachstum führt und zu geringeren Erträgen.

Als Alternative steht der Trockenanbau zur Verfügung, der allerdings nur in höheren Berglagen zum Einsatz kommt, wo die Flutung von Feldern nicht praktikabel ist. Dafür wird der Kornsamen genauso wie beim Nassanbau in den Boden eingesetzt und mit entsprechender Bewässerung hochgezogen. Im Gegensatz zum Nassreisanbau ist für die Kultivierung die Bekämpfung von Unkräutern deutlich aufwendiger und das Wachstum langsamer. Weniger Ertrag bei höherem Aufwand führt so auch zu höheren Preisen für Reissorten dieser Anbauweise.

Unabhängig von der Anbauweise sind in China bereits seit den frühen Siebzigerjahren Hybridsorten im Einsatz. Diese Kreuzungen aus Reissorten mit vorteilhaften Eigenschaften, zum Beispiel eine besondere Resistenz gegen trockene oder salzige Böden, haben ermöglicht, dass China seine Erträge in den letzten 40 Jahren von 3,5 Tonnen pro Hektar auf 6,2 Tonnen steigern konnte, während die Anbaufläche rückläufig ist. Mehr als die Hälfte dieser Anbauflächen wird mittlerweile mit Hybridreis kultiviert. Die Strategie wird als eine der wirksamsten Maßnahmen gesehen, um den Nahrungsbedarf der stark steigenden Bevölkerungszahlen zu decken.

Die Reifezeit beträgt je nach Anbauweise drei bis acht Monate, in denen die Pflanze eine Höhe von 80 bis 120 Zentimetern erreichen kann. Der lange Halm der Pflanze trägt dann 10 bis 20 Rispen, die wiederum bis zu 200 Reiskörner enthalten können. Zur Ernte werden die gefluteten Reisfelder trockengelegt, indem das Wasser über Dämme abgelassen wird. Anschließend können die Halme mit den Rispen geerntet werden. Im nächsten Schritt werden die Reishalme gedroschen und so die Körner aus den Rispen gelöst. Für die weitere Verarbeitung müssen die Reiskörner nun getrocknet werden, wobei die entzogene Feuchte durch Luftaustausch abgeführt werden muss, da sonst durch drohenden Schimmelbefall ganze Erntechargen vernichtet werden können.

Reisanbau und Klima

Verschiedene Schätzungen gehen davon aus, dass etwa 10 bis 25 Prozent des weltweiten Methanausstoßes durch den Nassreisanbau verursacht werden. Das Treibhausgas Methan hat dabei eine 25-mal höhere Reaktivität als Kohlenstoffdioxid. Größte Quelle in der Landwirtschaft ist allerdings die Rinderhaltung. Der Verursacher im Reisanbau ist jedoch nicht direkt die Reispflanze selbst, sondern vielmehr die im stehenden Gewässer lebende Mikrobenwelt. Dort machen sich Bakterien ans Werk, die zuckerreichen bodennahen Bestandteile der Reispflanze anzuknabbern. Methanbildende Bakterien sorgen dann für die verhältnismäßig hohen Emissionen.
Forscher des Marburger Max-Planck-Instituts für terrestrische Mikrobiologie haben bereits im Jahr 2005 das Bakterium identifiziert, das am Ende der Mikrobennahrungskette steht und Methan produziert. Man weiß auch, dass über 50 Prozent des Zuckers direkt aus der Fotosynthese der Reispflanze stammen und direkt oder indirekt in das Wasser ausgeschieden werden. Schwedischen Wissenschaftlern ist es inzwischen sogar gelungen, eine Reispflanze zu züchten, die vorrangig in den oberen Pflanzenteilen Zucker speichert und darüber hinaus noch einen höheren Ertrag liefert. Doch bis diese

3 Der Nassfeldanbau ist die häufigste Anbaumethode.

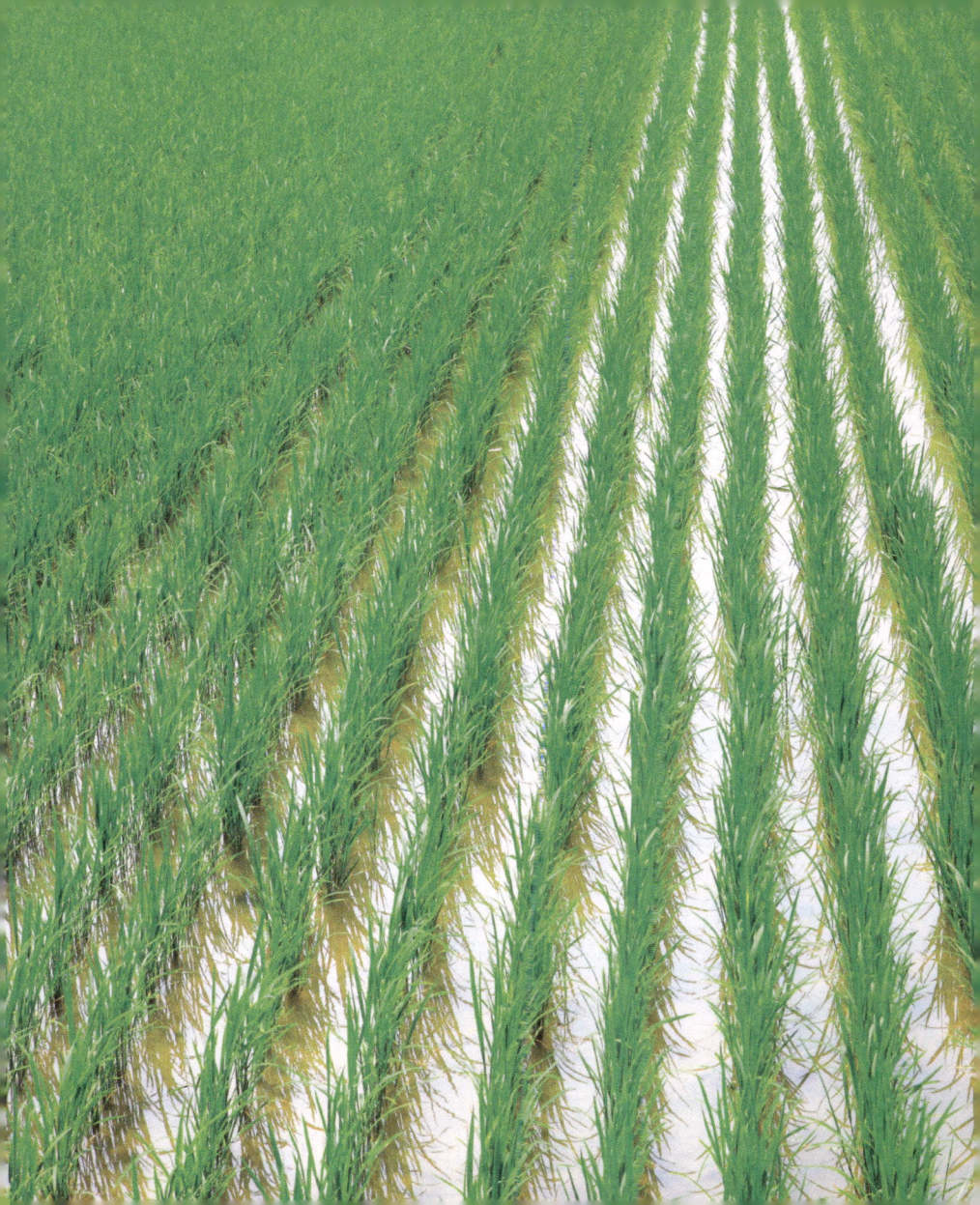

Anstrengungen zu einer dramatischen Reduktion der Methanbildung in Reisfeldern führen, werden verbesserte Bewässerungspraktiken das beste Mittel sein, den Treibhausgasausstoß zu reduzieren. Möglich ist dies zum Beispiel, indem die Felder nur periodisch bewässert werden und nicht das gesamte Jahr über. Denn eines steht fest: Reis ist weltweit als Nahrungsmittel zu bedeutend, als dass man darauf verzichten könnte.

Verarbeitung

Reis kann auf drei verschiedene Weisen zu Kochreis verarbeitet werden, wodurch sich auch direkt Auswirkungen auf den Nährstoffgehalt ergeben, der natürlich von Bedeutung für den Einfluss von Reis auf die Gesundheit ist. Die Trocknung des Reiskorns ist ein wesentlicher Schritt für die weitere Verarbeitung. Zum einen wird mit dem reduzierten Feuchtigkeitsgehalt das Risiko für Schimmelbildung gesenkt, zum anderen wird so aber auch die richtige Beschaffenheit hergestellt, um die Spelzen zu entfernen und das Reiskorn weiterzuverarbeiten. Aus dem Rohreis oder »Paddy« kann nun weißer Reis, brauner Reis oder parboiled Reis entstehen.

Brauner Reis oder Vollreis

Voll- oder Vollkornreis erhält nach der Trocknung und dem Entspelzen keinen weiteren Verarbeitungsschritt. Somit bleibt das eigentliche Korn vom sogenannten Silberhäutchen umgeben, und auch der Keimling bleibt bestehen. Beide Bestandteile bedingen den deutlich höheren Gehalt an Nährstoffen im Vergleich zum weißen Reis. Der so belassene Reis weist einen häufig als nussig beschriebenen Eigengeschmack auf und behält auch nach dem Kochen eine spürbar körnige Struktur.

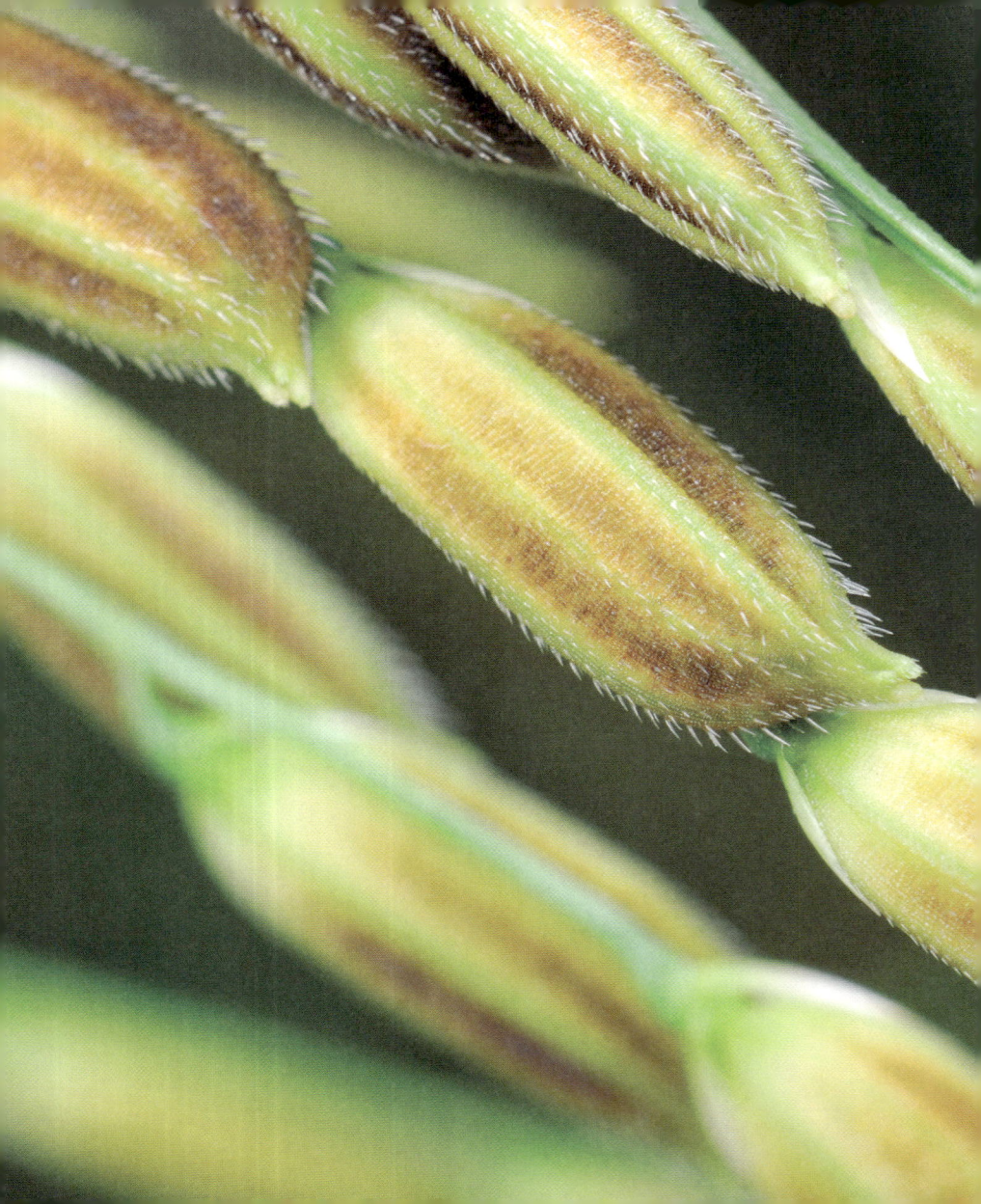

Aufbau des Reiskorns

Das Reiskorn besteht botanisch betrachtet aus fünf Teilen: dem Halmansatz, dem Keimling, der Deckspelze, dem eigentlichen Reiskorn und dem Silberhäutchen, das sich zwischen der Deckspelze und dem Reiskorn befindet und dieses umgibt. Der Halmansatz verbindet das Reiskorn mit dem Rest der Reispflanze und hat für die spätere Verarbeitung keine Bedeutung. Gleiches gilt für die Deckspelze. Sie besteht aus pflanzlichen Fasern, die für uns Menschen wenig verdaulich sind und somit in der Reismühle entfernt werden müssen. Auf diese Weise wird das Silberhäutchen freigelegt. Dieses fasst die Samenschale, die Fruchtschale sowie die proteinhaltige Aleuronschicht zusammen. Dem Reiskorn sitzt zudem der Keimling auf. Er enthält viele wertvolle Nährstoffe und Fettsäuren. Werden auch Silberhaut und Keimling abgeschliffen, verbleibt nur noch das Reiskorn, welches die pflanzliche Stärke als Kohlenhydratspeicher enthält. Prinzipiell findet man diesen Aufbau bei allen Getreidearten wieder. Dementsprechend finden sich bei Weizen, Roggen und Reis durch die schrittweise Verarbeitung des Korns die bekannten Nährstoffverluste in den verschiedenen Ausmahlungsgraden.

4 Vor der Ernte und Verarbeitung besitzt das Reiskorn noch eine Deckspelze.

Weißer Reis

Beim weißen Reis wird das Korn nach dem Entspelzen einem weiteren Verarbeitungsschritt unterzogen. Das Silberhäutchen und der Keimling werden mechanisch vom Stärkekorn entfernt. Dieser als Abschleifen bezeichnete Vorgang wird maschinell in den Reismühlen durchgeführt, genauso wie das vorherige Entspelzen. Der weiße Reis hat wenig Eigenaroma, ist vergleichsweise weich und lässt sich somit gut als Beilage verwenden. Weißer Reis stellt den größten Anteil am Markt dar.

Parboiled Reis

Mit dem Parboiled-Verfahren versucht man, die Eigenschaften von Vollreis und weißem Reis zu vereinen: ein hoher Nährstoffgehalt bei gleichzeitig vom Konsumenten vorrangig bevorzugter weicher Konsistenz. Hierzu wird der Rohreis einer Behandlung mit Dampf oder heißem Wasser unterzogen, um die in Silberhaut und Keimling enthaltenen Nährstoffe zu extrahieren. Der wässrige Nährstoffextrakt wird dann unter hohem Druck wieder in die Reiskörner gepresst, sodass sich die Nährstoffe nun im Inneren des Korns befinden. Die Oberfläche des Reiskorns wird anschließend mit Dampf versiegelt und das Korn im Vakuum getrocknet. Erst dann erfolgt die weitere Verarbeitung wie beim weißen Reis, indem die Silberhaut und der Keimling abgeschliffen werden. Etwa ein Viertel des Reises für den deutschen Markt wird in dieser Form verarbeitet.

Reiskleie

Reiskleie fällt bei der Verarbeitung von weißem Reis an und ist nichts anderes als die abgeschliffene Silberhaut und Teile des Keimlings. Sie enthält somit den Großteil der Nährstoffe des Reiskorns und wird als Nahrungsergänzungsmittel sowie als Backzutat verwendet oder zu Reiskeimöl weiterverarbeitet. Letzteres spielt allerdings bislang eher für den asiatischen Markt eine Rolle, wo es als klassisches Speiseöl verwendet wird.

Produkte

Ist der Reis fertig verarbeitet, landet er ohne große Umwege im Supermarktregal. Dort finden sich die einschlägig bekannten Reisklassen, die im Folgenden erläutern werden.

Langkornreis – klassisch

Langkornreis stammt vorrangig aus Südostasien, wird aber auch in Thailand und sogar in Europa angebaut. Es existieren sowohl Japonica- als auch Indica-Unterarten. Beide sind gut 6 Millimeter lang, wobei Indica-Arten an dem eher schmalen Korn erkennbar sind und Japonica-Arten eine ovale bis rundliche Form aufweisen. Das Korn lässt sich mit einem harten und glasigen Kern beschreiben.

Verarbeitung

Basmati-Reis

Basmati-Reis ist ein Langkornreis, der ausschließlich aus den indischen und pakistanischen Bergregionen des Himalajas stammt – Reis aus anderen Regionen darf nicht die Bezeichnung »Basmati« führen. Basmati-Reis weist eine sehr lange und schlanke Form auf und zeichnet sich durch sein duftiges Aroma aus. In China wird er auch Duftreis genannt.

Karolina-Reis

Dies ist die bekannteste Langkornreissorte aus Nordamerika, die in ihren Kocheigenschaften dem in Indien besonders weitverbreiteten Patna-Reis nahekommt.

Jasmin-Reis

Diese Reissorte findet ebenfalls besondere Erwähnung, da sie ausschließlich aus den Bergregionen im Norden Thailands stammen darf. Sie wird daher auch als »Thai-Reis« bezeichnet. Als Langkornreis haben auch die Körner des Jasmin-Reis eine lange und schlanke Form. Charakteristisch sind ihr zartes Aroma und der Jasminduft.

Mittelkornreis – klassisch

Mittelkornreis wird mit wenigen Ausnahmen wie beispielsweise Sushi-Reis in Südeuropa angebaut. Er ist etwas kürzer als Langkornreis und hat gleichzeitig eine rundliche Form. Er zeichnet sich durch einen weichen und mehligen Kern aus. Klassische Vertreter sind zum Beispiel Risotto- und auch Sushi-Reis. Besonders stärkehaltiger Mittelkornreis wird als Klebereis bezeichnet und für alle möglichen Rezepte verwendet, bei denen der Reis geformt werden soll.

Risotto- oder Paella-Reis

Bekannt sind die Sorten Arborio oder Carnaroli. Risotto-Reis wird zumeist in Italien angebaut und hat die Eigenschaft, besser als andere Reissorten die Aromen weiterer Speisezutaten aufzunehmen. Eine für Paella verwendete Reissorte, die auch in Spanien angebaut wird, ist der Ribe-Reis.

Roter Camargue Reis

Dieser Reis stammt aus der gleichnamigen Region in Südfrankreich und ist aufgrund der tonhaltigen Böden in dieser Gegend rötlich gefärbt. Um diese einmalige Charakteristik zu erhalten, wird er nicht geschliffen. Dementsprechend ist dieser Reis bissfest und entfaltet ein nussiges Aroma.

Sushi-Reis

Dieser Reis findet in der westlichen Küche weniger Verwendung, dennoch kennt ihn fast jeder vom Besuch in einem Sushi-Restaurant. Dieser Mittelkornreis stammt aus Südostasien und hat eine klebrige Konsistenz, die sich ideal für die verschiedenen Formen des Sushis eignet.

Rundkornreis oder Milchreis

Milchreis gehört schon lange traditionell in europäische Küchen und stammt auch aus Südeuropa. Im Vergleich zum Mittelkornreis sind diese Reiskörner deutlich kürzer und runder. Milchreis zeichnet sich durch einen weichen und mehligen Kern aus, der je nach Garzeit dennoch einen gewissen Biss zeigt. Weitere Rundkornreissorten sind Mochireis, der in Japan mit seinem hohen Stärkegehalt und klebriger Konsistenz für Füllungen verwendet werden kann, und Nishiki-Reis, der in Japan und Korea verzehrt wird.

Wildreis

Zuletzt sei auch noch der Wildreis erwähnt, der botanisch allerdings zu den Wassergräsern und nicht zu den Süßgräsern gehört. Somit kann also eigentlich nicht von Reis die Rede sein. Dennoch entspricht die Form des Korns dem, was wir vom Reis her kennen, mit der Ausnahme, dass es sich um dunkle bis schwarze Körner handelt. Die schlanken und langen Körner entfalten ein nussiges Aroma und haben Biss. So kommen sie dem Vollreis wohl am nächsten und werden auch mit Basmati oder anderen Langkornreissorten gemischt.

Weitere Verarbeitungsprodukte von Reis

Aus Reiskörnern und Reiskleie können durch geeignete Verfahren weitere Produkte hergestellt werden, die inzwischen auch schon auf dem deutschen Markt erhältlich und vor allem diätetisch interessant sind, wenn es zum Beispiel um das Backen von glutenfreiem Brot geht. Aber auch die inzwischen allseits bekannte Reiswaffel gehört dazu. Im Folgenden sind die verschiedenen Verarbeitungsvarianten aufgeführt und kurz beschrieben.

Reiskeimöl

Dieses wird aus der Reiskleie gewonnen und auch als Reisöl oder Reiskleieöl bezeichnet. Dazu werden die fettreichen Keimlinge, die zwischen 8 bis 16 Prozent Fett enthalten, mit Lösungsmitteln extrahiert. Anschließend wird das Extraktionsgemisch raffiniert, was bedeutet, dass Schleim-, Schwebstoffe und Lösungsmittelreste entfernt werden. Man erhält so ein gelbbraunes, aber klares Öl, das einen charakteristischen Geruch und neutralen Geschmack hat.

Die Zusammensetzung des Reiskeimöls zeigt zu jeweils etwa 40 Prozent Ölsäure und Linolsäure als ungesättigte Hauptfettsäuren. Den Rest stellt Palmitinsäure dar, die eine gesättigte Fettsäure ist. Außerdem ist relativ viel Vitamin E in dem so gewonnen Öl enthalten. Das aus dem Öl extrahierbare Wachs wird in der Kosmetikindustrie verwendet, beispielsweise für Lippenstifte. Das Öl selbst kann ebenfalls in dermatologischen Präparaten verwendet werden oder auch für die Seifen- und Kerzenherstellung.

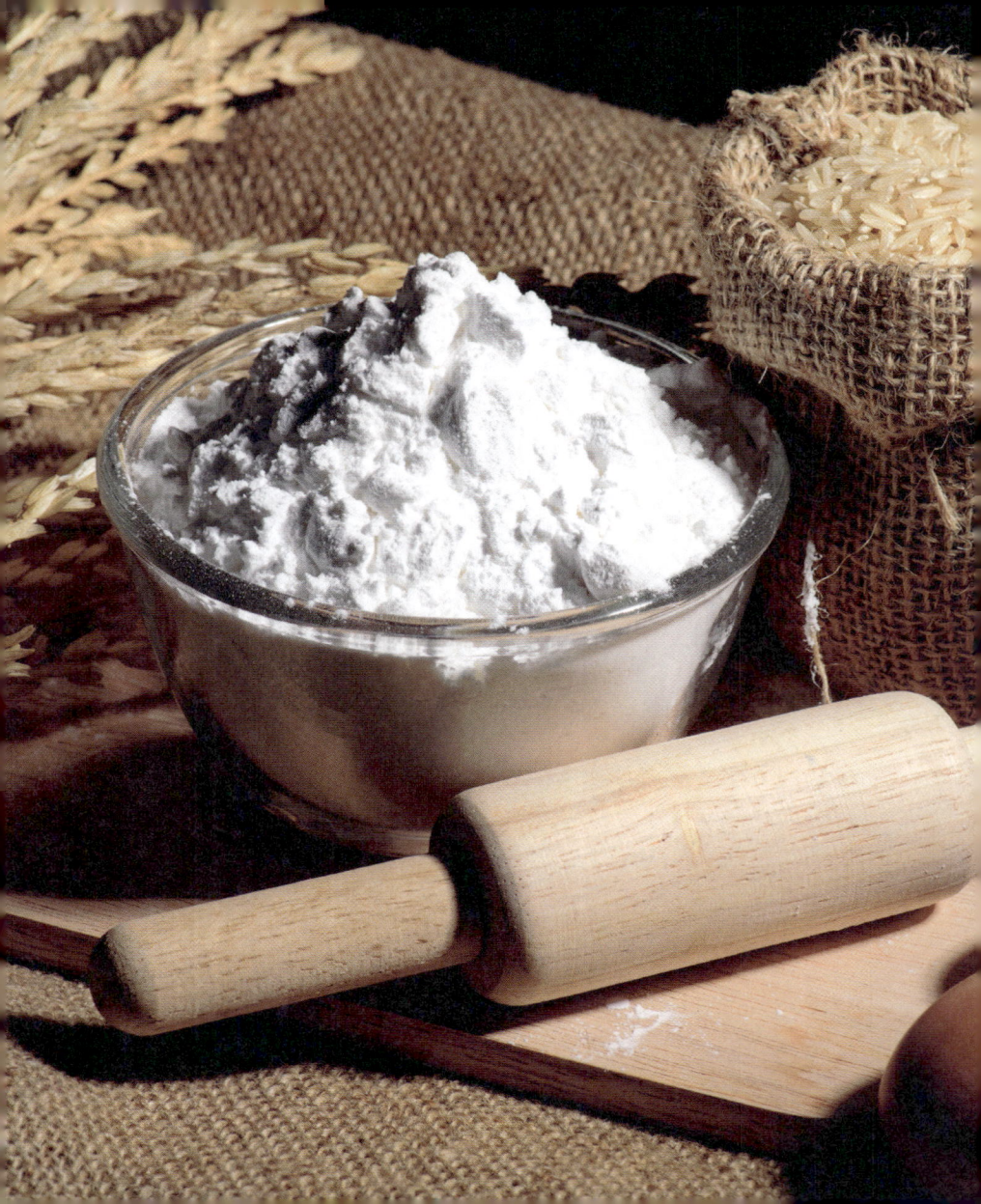

Reisstärke

Reisstärke wird als Nebenprodukt aus Reiskörnern gewonnen, die während der Verarbeitung zerbrochen sind, dem sogenannten Bruchreis. Mithilfe einer Kochsalzlösung wird die Stärke aus den Körnern herausgewaschen und anschließend zu rieselfähigem Pulver getrocknet. Reisstärke, wie auch Stärke aus Weizen oder Roggen, findet zum Beispiel Verwendung für Suppenwürze, in der Natriumglutamatherstellung oder als Futtermittel.

Reismehl

Reismehl ist genauso wie andere Getreidemehle nichts weiter als das gemahlene Korn, wobei auch hier entweder zumeist Bruchreis verwendet wird oder eine Mischung aus den Randschichten des Reiskorns (Schleifmehl) und feinem Bruch. Reismehl kann in bester Qualität in Säuglingsnahrungsmitteln Verwendung finden, wandert zum größten Teil aber in die Viehfutterverwertung. Reisquellmehl kann nach Anrühren mit Flüssigkeiten ohne Kochen als Instantreisnährmittel verzehrt werden. Besonders in asiatischen Ländern wird dieser Reismehlbrei für die Kinderernährung genutzt.

Reisessig

Reisessig wird aus den im Land jeweils vorherrschenden Reissorten hergestellt. Der Reis wird zunächst geschält und gedämpft. Anschließend werden die so-genannten Koji-Sporen, Hefe und Quellwasser zugesetzt, sodass die alkoholische Gärung in Gang gesetzt wird. Dieser Mischung, die auch S*umoto*

5 Als Reismehl bieten sich zahlreiche Verwendungsmöglichkeiten für Reis an.

Moromi genannt wird, werden nach einer festgelegten Zeit Essigbakterien zugesetzt, die den durch die Hefen produzierten Alkohol in Essig verwandeln. Am Ende liegt der Essigsäuregehalt bei etwa 3 bis 4 Prozent. Reiswein eignet sich ebenfalls als Ausgangsprodukt, da er ja bereits Alkohol enthält.

Reiswein

Der japanische Sake ist ein weiteres bekanntes Produkt, das aus Reis, Wasser und Hefe hergestellt wird. Durch die Gärung entsteht ein Alkoholgehalt von etwa 15 bis 20 Prozent. Es wird nur polierter Reis verwendet, da für die Gärung nur die im Korn enthaltene Stärke wichtig ist. Je stärker der Reis poliert ist, desto mehr »Futter« für die Hefen ist pro Kilogramm Reis enthalten. Dementsprechend höher ist daher auch die Qualitätsstufe des Sake.
Zudem haben der Härtegrad sowie der Mineralstoffgehalt des Wassers einen Einfluss auf die Qualität. So kommt es, dass jede Region ihren »eigenen« Sake herstellt, ähnlich wie beim Bier in Deutschland. Da es als unhöflich gilt, bei einem Besuch Sake abzulehnen, sollte man Alkohol also einigermaßen vertragen oder vorher eine gute Grundlage durch eine Mahlzeit geschaffen haben, wenn man irgendwo eingeladen wird.

Amazake

Dieser sprichwörtlich süße Sake ist alkoholärmer als der traditionelle Sake. Dazu wird ein spezieller Hefepilz verwendet, der *Koji*, sowie gekochter Vollkornreis. Zu einem gewissen Teil wird die im Reiskorn enthaltene Stärke durch diese Hefe zu Zucker gespalten und zu einem geringeren Anteil als im traditionellen Sake zu Alkohol. So entsteht ein süßer und alkoholärmerer Sake. Der Amazake wird vor dem Servieren zum Sieden gebracht und kann mit etwas fein geriebenem Ingwer veredelt werden.

Mirin

Wie der Amazake ist auch Mirin ein süßer Reiswein. In Japan ist er auch als *Kanji* bekannt. Zur Herstellung werden Klebereis, Hefe, Alkohol und Wasser verwendet. Er dient auch als Würzmittel und ist zum Beispiel ein Hauptbestandteil der Teriyaki-Soße. Als Getränk wird nur der echte *Mirin* verwendet. Er hat mit etwa 13 Prozent den höchsten Alkoholgehalt. Gesalzener *Mirin* enthält bis zu 1,5 Prozent Salz, wird zum Würzen verwendet und ist in Japan kein offizielles alkoholisches Getränk. Gleiches gilt auch für alkoholfreien *Mirin*, der weniger als 1 Prozent Alkohol enthält.

Reisbier

Wenn es Reiswein gibt, ist Reisbier natürlich nicht weit entfernt. Gedämpfter Reis wird dazu mit Bierhefen vergoren. Im Vergleich zu den hiesigen Bieren fehlt der malzige Geschmack, es ist dadurch aber leichter und weniger herb. Da Reis kein Gluten enthält, ist Reisbier auch für Personen mit einer Glutenunverträglichkeit oder Zöliakie ein geeigneter Ersatz für das traditionell mit Gerste gemälzte Bier.

Reisflocken

Reisflocken werden hergestellt, indem weißer Reis oder Bruchreis in beheizten Walzen zu dünnsten Flocken gepresst wird. In Japan dienen Reisflocken ebenfalls als Lebensmittel speziell für Kinder.

Reisknusperflocken oder Reiscrispies

Diese knusprigen Varianten werden aus einem Brei aus poliertem Reis und weiteren Zutaten durch Trocknung, Konditionierung und Walzen hergestellt. Anschließend können sie auch noch geröstet werden.

Puffreis

Gepuffter Reis wird aus Reiskörnern bei einer Temperatur von 220 Grad Celsius und hohem Druck hergestellt. Das stärkehaltige Innere des Korns explodiert dadurch nahezu und durchbricht die äußeren Kornschichten. Anschließend bildet sich durch die verkleisternde Stärke die puffige Schaumstruktur.

Reiswaffeln oder Reiscracker

Für die Herstellung wird zuerst gepuffter, aber brauner Reis benötigt. Dazu kommen andere Zutaten, wie zum Beispiel Zucker oder Sirup, sodass sich mit etwas Wasser Waffeln formen lassen, die dann gebacken werden können.

6 *Reiswaffeln erfreuen sich auch in Deutschland großer Beliebtheit.*

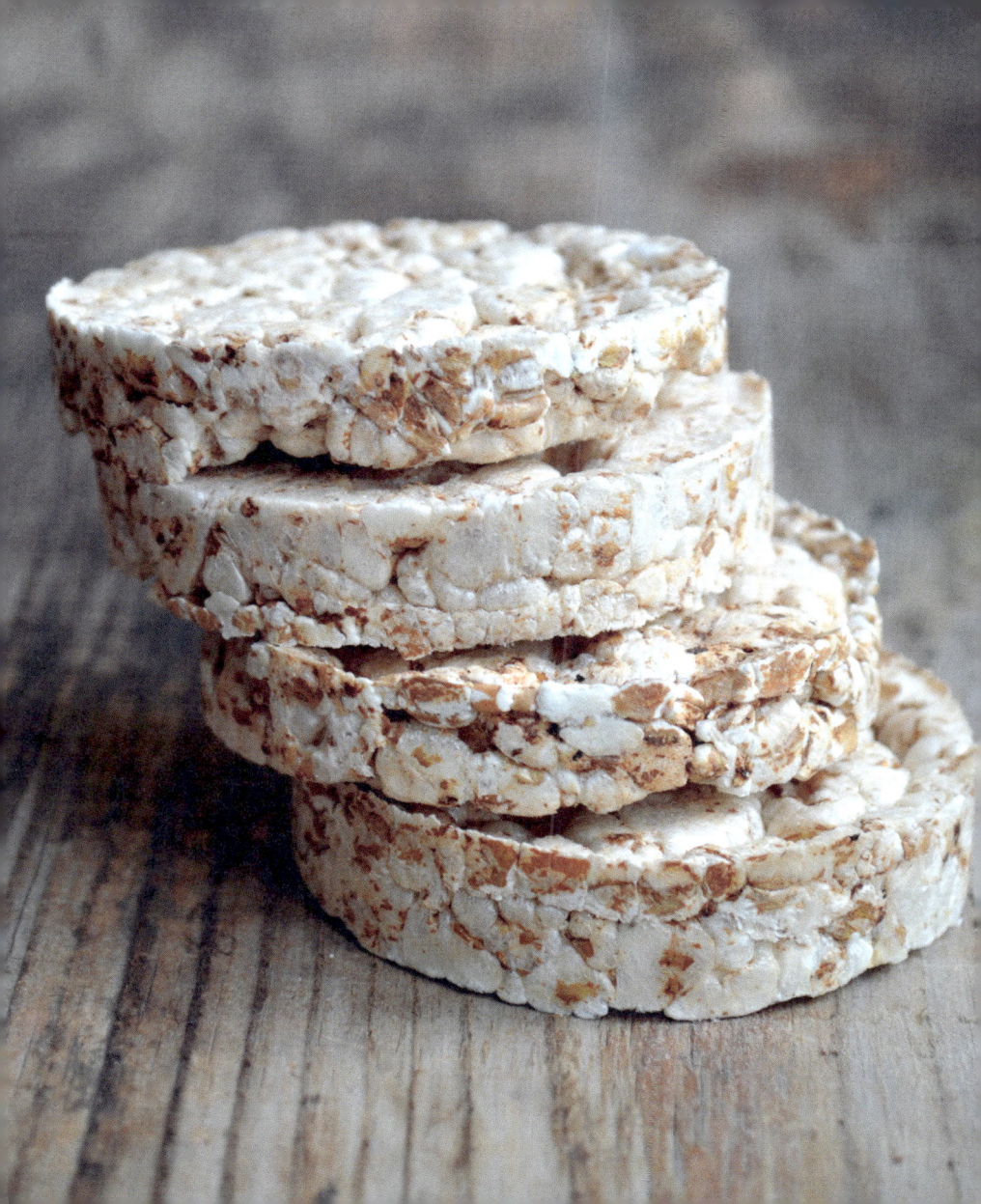

Reisnudeln

Reisnudeln werden aus Reismehl und Wasser geformt, gewalzt und geschnitten. Sie bleiben beim Zubereiten weiß und undurchsichtig. Dies unterscheidet sie von den bekannten asiatischen Glasnudeln, für die ohnehin eigentlich Mungobohnen die Grundlage bilden und nicht Reis.

Reisblätter

Dieses Verarbeitungsprodukt besteht aus Reismehl, Wasser und Salz und wird wie die Reisnudeln gewalzt, dann aber in Blätterform gefertigt. Für die weitere Verwendung werden sie befeuchtet, um sie formbar zu machen und diverse Zutaten damit einzurollen. Nicht zu verwechseln ist dieses Produkt mit Reispapier, das eigentlich aus dem Mark des Araliengewächses *Tetra-panax papyrifer* (Araliarmark) gefertigt wird und außer dem Namen nichts mit Reis zu tun hat.

Reiskuchen

Reiskuchen werden aus Reis zusammengepresst. Anschließend werden die Kuchen unter Vakuum verpackt, sodass sie lange haltbar sind und zudem ihre Form erhalten bleibt. Die süße Variante der Reiskuchen wird mit Mochireis hergestellt und dann als Festtagsgebäck serviert. Wegen ihrer guten Haltbarkeit und praktischen Form werden Reiskuchen auch gerne als Snack für unterwegs genutzt – sozusagen ein Asia-Energy-Riegel.

Reis-Congee

Congee (gesprochen *Kondschi*) ist eine Art Reisbrei. Je nach traditioneller Zubereitungsart wird ein Teil Reis mit bis zu zwölf Teilen Wasser über mehrere Stunden bei schwacher Hitze gekocht. So werden die Reiskörner immer weicher, bis sich schließlich eine breiige Konsistenz ergibt. Das Produkt ist relativ geschmackslos und wird deshalb mit allerlei Zutaten verfeinert.
In China wird *Congee* sogar schon zum Frühstück verzehrt und meistens für mehrere Tage im Voraus zubereitet. In Japan wird ebenfalls eine eigene Form von *Congee* gekocht, die eine festere Konsistenz hat und zu Neujahr auch für eine spirituelle Vorbereitung auf das kommende Jahr dient. In der Traditionellen Chinesischen Medizin kommt dem *Congee* außerdem eine große Bedeutung für die Behandlung von allerlei Alltagsleiden zu. Dazu mehr im Rezept- und Anwendungsteil.

Reisbranntwein

Ein weiteres alkoholisches Verarbeitungsprodukt ist der japanische Branntwein auf Reisbasis, *Shōchō*. Er wird wie auch andere Branntweine durch Destillation gewonnen und enthält in der Regel um die 25 Prozent Alkohol, in manchen Fällen auch bis zu 40 Volumenprozent. Deshalb wird er im englischsprachigen Raum auch als »japanischer Wodka« bezeichnet. Außer Reis werden aber auch Zuckerrohr, Süßkartoffel oder Gerste verwendet.
Wie auch bei *Amazake*, dem süßen Wein, wird der Schimmelpilz *Koji* für die Fermentation genutzt. Das alkoholische Gärprodukt wird anschließend destilliert und für mehrere Monate reifen gelassen. Es entsteht eine mandel-

artige Note. Eine zweifach destillierte Variante dieses Branntweins, *Kōrui Shōchō*, enthält deutlich mehr Alkohol und ist weitgehend geruchs- und geschmacksneutral.

Reisbrot

Reismehl eignet sich auch zum Brotbacken, insbesondere wenn eine Glutenunverträglichkeit, Zöliakie oder Weizenproteinallergie vorhanden ist. Obwohl Reis nicht das für die Krume wichtige Kleberprotein (Gluten) enthält, besitzt er ausreichende Wasserbindekapazität, um während des Backvorgangs die Luft zu halten und eine eigene charakteristische Krume auszubilden.

Reismalz

Reismalz wird wie auch andere Getreidemalzsorten durch vorsichtiges Rösten, auch Mälzen genannt, hergestellt. Dazu wird Vollkornreis gemeinsam mit gekeimter Gerste vermälzt, denn die Enzyme der gekeimten Gerste sind notwendig, um die im Reiskorn enthaltene Stärke in Glukose zu spalten. Nur die gekeimte Gerste setzt die auch zum Bierbrauen notwendigen Enzyme zum Abbau der Stärke frei.

Das Reiskorn lässt sich nicht ohne Weiteres ankeimen, sodass es nur in Kombination mit Gerste funktioniert. Das bedeutet auch, dass Reismalz für Personen mit einer Glutenunverträglichkeit oder Zöliakie nicht als Süßungsmittel geeignet ist, da noch Spuren des Klebereiweißes Gluten enthalten sein können. Der ähnlich schmeckende Reissirup ist für diese Personen besser geeignet.

Reissirup

Reissirup ist ein natürliches Süßungsmittel auf Reisbasis. Für die Herstellung wird Reismehl mit Wasser zu Sirup eingekocht. Durch Zusatz von geeigneten Enzymen wird so ein guter Teil der langkettigen Stärke zur süß schmeckenden Glukose abgebaut. Der Süßgeschmack liegt unterhalb dessen von Honig oder Haushaltszucker und hat eine malzige Note.

Durch seine Herstellungsweise und die Verwendung von natürlichen Zutaten weist Reissirup immer noch einen hohen Anteil von langkettigen Zuckern auf. Diese müssen zunächst in Einfachzucker gespalten werden, ehe sie im Darm aufgenommen werden. Reissirup ist daher eine sinnvolle Alternative, wenn man auf Haushaltszucker verzichten möchte.

Interessant ist Reissirup auch für Personen, die eine Fruktoseintoleranz haben, da die langkettige Stärke nur aus Glukose-Einheiten besteht, während Haushaltszucker immer jeweils eine Einheit Glukose und eine Einheit Fruktose enthält. Zudem sind in Reissirup noch eine Menge Mineralstoffe aus dem Reiskorn enthalten, wie beispielsweise Magnesium und Kalium.

Reismilch

»Reis-Milch« ist streng genommen eine Fehlbezeichnung, denn nach der Milch-Verordnung darf nur das Sekret der Milchdrüse als Milch bezeichnet werden. Beim genaueren Blick auf die Packungen im Supermarkt erklärt sich daher auch, warum überall von »Reis-Drink« die Rede ist, auch wenn umgangssprachlich häufig von »Reis-Milch« oder auch anderen Getreide-Milchsorten die Rede ist.

Dieser Milchersatz wird aus gemahlenem Vollkornreis hergestellt. Das Mehl wird mit Wasser verkocht und je nach Verfahren für einige Stunden bis wenige Tage eingemaischt. Die milchig-cremige Flüssigkeit wird noch einer Fermentation unterzogen und anschließend filtriert. Das Ganze muss anschließend noch mit etwas Pflanzenöl versetzt und emulgiert werden, sodass eine trinkfähige Konsistenz entsteht. Darüber hinaus werden in der Regel noch Calcium und andere Nährstoffe zugesetzt, die in der Milch von Tieren enthalten sind, aber nicht im Reiskorn.

Reiskulturen
Reis hat sich wie kaum ein anderes Lebensmittel in den verschiedensten Kulturen durch Bräuche, Anekdoten und Geschichten niedergeschlagen – sowohl in den Anbauländern wie auch in den Konsumländern.
In Deutschland ist es beispielsweise üblich, dem frisch vermählten Paar Reiskörner entgegenzuwerfen, ein Brauch, der ursprünglich aus Asien stammt und die Fruchtbarkeit des Reiskorns auf die zukünftige »Schaffenskraft« des Paares übertragen soll.
In Japan existieren zahlreichen Zeremonien, in denen Reis ein zentrales Element darstellt, wie auch in anderen asiatischen Ländern, wo durch Opfergaben für eine ertragreiche Reisernte gebetet wird. Dass es sprichwörtlich »keinen interessiert, wenn in China ein Sack Reis umfällt«, hat dagegen wohl wenig mit den Eigenschaften des Reises zu tun.

Inhaltsstoffe

Die bereits erwähnte Bedeutung des Reiskorns nahezu überall, wo Reis sich als Lebensmittel etabliert hat, kommt natürlich nicht von ungefähr. Schnell war klar, dass dieses kleine Korn es in sich hat. Egal, ob Vollreis, Weißreis oder Parboiled: das Reiskorn enthält natürliche Kohlenhydrate in Form von Stärke und liefert so insbesondere in den Regionen, wo Reis ein Grundnahrungsmittel darstellt, einen wertvollen Beitrag zur Energieversorgung.
100 Gramm weißer Reis liefern 347 Kilokalorien, Vollreis mit fast 349 Kilokalorien nur geringfügig mehr. Weltweit trägt Reis im Durchschnitt mit etwa 20 Prozent zur Energieversorgung des Menschen bei. Das ist vergleichbar mit Weizen und etwa viermal so viel wie der Beitrag von Gerste. In asiatischen Ländern wie Bangladesch liegt der Beitrag sogar bei 70 Prozent, in Indonesien immerhin noch bei 50 Prozent und im Spitzenerzeugerland China bei etwa 30 Prozent. Generell ist der Beitrag zur Energielieferung für die Menschen in Asien mit über 30 Prozent durchschnittlich am höchsten, gefolgt von Südamerika mit über 10 Prozent, während er in Afrika unter 10 Prozent liegt. Doch auch in Afrika trägt Reis in einzelnen Ländern wie Sierra Leone oder Madagaskar zu fast 50 Prozent der Energieaufnahme bei.
In Europa spielt Reis eine untergeordnete Rolle bei der Energiezufuhr, da dieser Job hauptsächlich durch Brot auf Weizenbasis, Milch und Milchprodukte sowie Fleisch und zucker- sowie fetthaltige verarbeitete Produkte übernommen wird. Letzteres ist sicherlich ein Phänomen der Wohlstandsgesellschaften, genauso wie der überhöhte Konsum von Fleisch. So gesehen könnte Reis also durchaus häufiger auf dem Speiseplan stehen. Anregungen finden Sie im Rezeptteil.

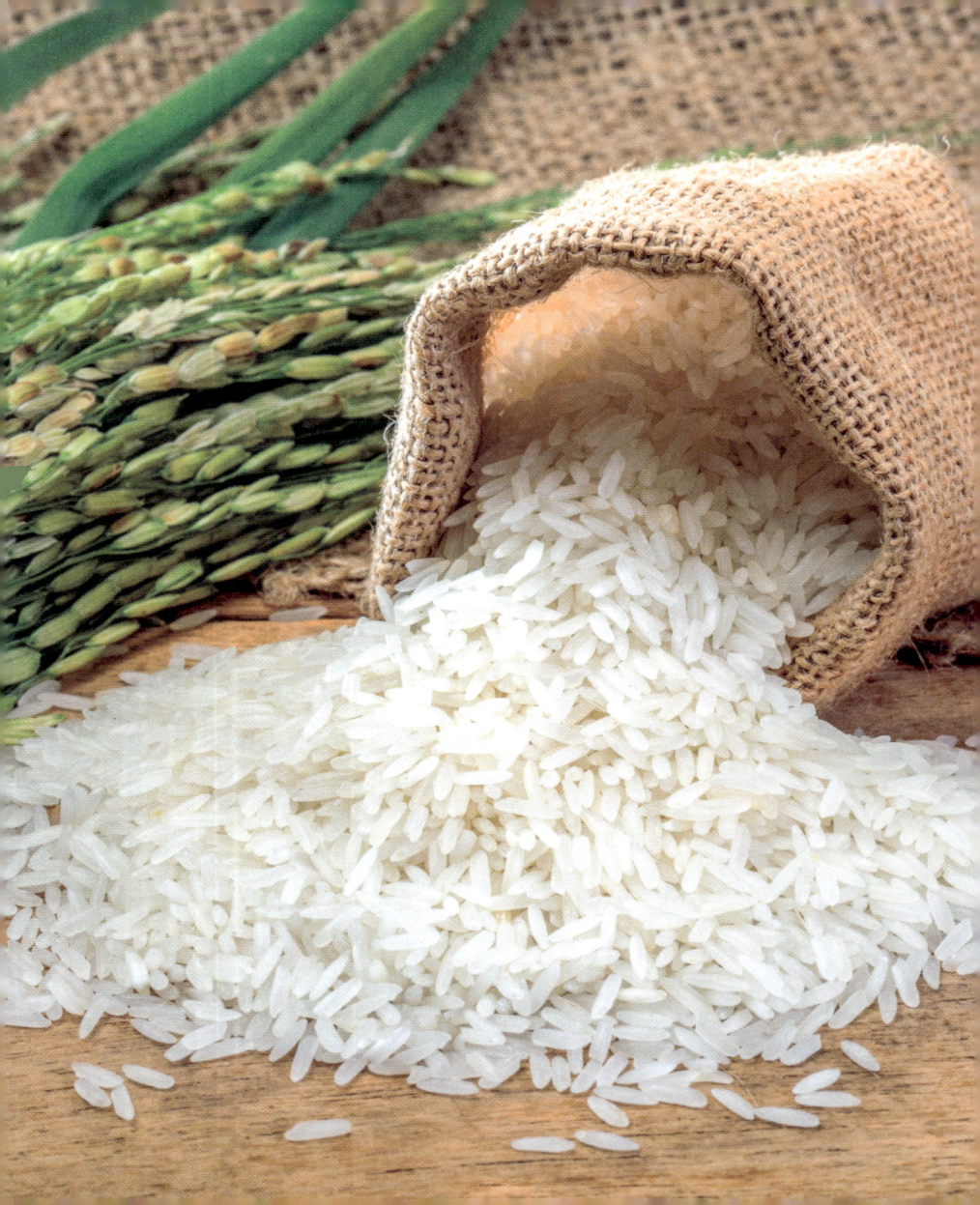

Neben den Kohlenhydraten enthält Reis ebenfalls verhältnismäßig viel Protein, da der Fettgehalt mit 0,6 Prozent bei Weißreis und etwas über 2 Prozent bei Vollreis relativ gering ausfällt. In dem wenigen Fett sind allerdings auch essenzielle Fettsäuren wie die Linolensäure enthalten sowie weitere einfach und mehrfach ungesättigte Fettsäuren. Das Protein des Reiskorns hat eine biologische Wertigkeit von etwa 66, Weißreis und Vollreis unterscheiden sich in dieser Hinsicht nur geringfügig. Die biologische Wertigkeit eines Proteins hängt von dessen Zusammensetzung aus den einzelnen Aminosäurebausteinen ab. Je ähnlicher diese Zusammensetzung dem menschlichen Muskelprotein kommt, desto höher ist die biologische Wertigkeit, da es dann die Aminosäuren als Bausteine menschlicher Proteine genau in der richtigen Mischung liefern kann. Das Protein des Eiklars aus dem Hühnerei wird dementsprechend mit einer biologischen Wertigkeit von 100 gleichgesetzt. Schweinefleisch besitzt eine biologische Wertigkeit von 86 und Geflügel- sowie Rindfleisch von 80. Kuhmilch liegt bei 72.

Pflanzliche Proteine haben mit Ausnahme des Roggenmehls (78), Sojaprotein (81) und anderen Hülsenfrüchten wie zum Beispiel Bohnenprotein (72) eine geringere Wertigkeit. Insbesondere das in der westlichen Welt bevorzugte Weizenmehl liegt sogar nur bei einer biologischen Wertigkeit von 47. Da Weizen weltweit in etwa genauso bedeutend für die Energieversorgung ist wie Reis, aber eine geringe biologische Wertigkeit des Proteins aufweist, ist Reis insbesondere in Regionen, in denen es aufgrund der Versorgungslage zu einer Proteinmangelernährung kommen kann, das vorteilhaftere Grundnahrungsmittel. Zudem ist Reis klimatisch angepasst und kann vor Ort angebaut und genutzt werden.

Reis enthält außerdem wertvolle Kohlenhydrate, vergleichsweise hoch-

7 Weißer Reis enthält am wenigsten Nährstoffe, wird aber am meisten konsumiert.

wertiges pflanzliches Eiweiß und wichtige Nährstoffe. Die komplexen Kohlenhydrate werden langsam in ihre einzelnen Bausteine, die sogenannte Glukose, aufgespalten. Diese wird dann ebenso verzögert ins Blut abgegeben. Dadurch steigt der Blutzuckerspiegel nicht sprunghaft, sondern kontinuierlich an. Der Körper fühlt sich länger satt und die Leistungsfähigkeit bleibt länger erhalten. Zusätzlich enthält Reis auch Vitamine, Spurenelemente, Mineralien, Ballaststoffe, Antioxidantien und sekundäre Pflanzeninhaltsstoffe. Auf diese wird im Folgenden genauer eingegangen. Der genaue Anteil der einzelnen Inhaltsstoffe hängt von der Reisart und ihrer Verarbeitung ab.

Vitamine

Niacin
Niacin ist am Eiweiß-, Fett- und Kohlenhydratstoffwechsel beteiligt. Der auch als Vitamin B3 bekannte Vitalstoff hat eine wichtige Funktion im antioxidativen Stoffwechsel und ist an vielen enzymatischen Vorgängen beteiligt. Er ist zum Beispiel für die Regeneration von Haut, Muskeln, Nerven und der DNA von Bedeutung. Ein Mangel kann zu Hautveränderungen wie Dermatitis, zu Durchfall, Depressionen, Entzündung der Mund- und Magen-Darm-Schleimhäute und der spezifischen Mangelerkrankung »Pellagra« führen.

Pantothensäure
Diesem Vitamin, zuweilen auch Vitamin B5 genannt, kommt ebenfalls eine wichtige Funktion im Stoffwechsel der Fettsäuren zu. Es ist Bestand-

teil von Coenzym A, das an einer Vielzahl biochemischer Stoffwechselprozesse beteiligt ist. Unter anderem wird daher auch die Wundheilung durch Pantothensäure positiv beeinflusst, wenn zelluläre Prozesse beschleunigt ablaufen. Ein Mangel kommt selten vor und fällt zumeist wegen recht unspezifischen Symptomen wie Müdigkeit oder Muskelschwäche nicht sofort auf. Nach einer mehrmonatigen Mangelerscheinung kann es allerdings zum »Burning-Feet-Syndrom« kommen – Missempfindungen in Form von Hitze und Sensibilitätsstörungen an den Füßen.

Vitamin E
Unter Vitamin E sind verschiedene chemische Varianten des sogenannten Tocopherols bekannt. Das bekannteste Tocopherol ist das alpha-Tocopherol, da es sowohl natürlich vorkommt als auch synthetisch etwa für Nahrungsergänzungsmittel hergestellt wird. Im Körper, aber auch in Pflanzen und als Zusatzstoff E307, hat es antioxidative Wirkung. Gleiches gilt natürlich auch für seine Verwandten gamma-Tocopherol (E308) und delta-Tocopherol (E309). Da Vitamin E zu den fettlöslichen Vitaminen gehört, ist es in der Lage, sich in die Membranen von Zellen und anderen lipidartigen Strukturen einzulagern und so die Entstehung von Lipidperoxid-Radikalen zu verhindern. Übrigens funktioniert Vitamin E nur in Kombination mit Vitamin C als wirksamer Radikalfänger, weshalb von einer alleinigen Substitution in Pillenform eher abzuraten ist.

Vitamin B1
Vitamin B1, oder auch Thiamin genannt, ist im Körper insbesondere für die Gewinnung von Energie aus Kohlenhydraten wichtig. Es unterstützt spezielle Enzyme bei ihrer jeweiligen Funktion im Kohlenhydratstoffwechsel. Da zum Beispiel Nervengewebe vorrangig auf Kohlenhydrate als Energielieferanten angewiesen ist, macht sich ein Thiaminmangel auch rasch durch Nervenfunktionsstörungen bemerkbar, die sich im zentralen Nervensystem, aber auch im autonomen Nervensystem, beispielsweise der Reizweiterleitung im Herzen, zeigen können.

Ausgerechnet mit Reis verbindet sich eine Thiamin-Mangelerkrankung namens Beri-Beri, die in China etwa um 1850 aufgetreten ist. Damals kam es durch die erstmalig großflächige Verfügbarkeit von geschliffenem Reis zu entsprechenden Mangelerscheinungen, da sich mit dem Entfernen der Silberhaut und des Keimlings der Thiamingehalt beträchtlich vermindert. In einer ausgewogenen und vollwertigen Ernährung stellt dies in der heutigen Zeit jedoch kein Problem mehr dar. In Gegenden, wo Reis ein Hauptnahrungsmittel ist, hingegen schon, sofern der überwiegende Anteil des verzehrten Reises nicht als Vollreis gegessen wird.

Vitamin B6
Dieses Vitamin ist essenziell für den Stoffwechsel der Aminosäuren, also der Bestandteile von Proteinen und Vorstufen von biogenen Aminen, die hormonähnliche Wirkungen haben. So ist Vitamin B6 zum Beispiel an der Herstellung des roten Blutfarbstoffes Hämoglobin beteiligt und an den DNA-Bausteinen. Ein Mangel kann daher unter anderem zu Blutarmut führen.

Biotin
Biotin erfüllt wichtige Funktionen als Helfer von Enzymen im Kohlenhydrat-, Fett- und Proteinstoffwechsel und ist damit an vielen Stoffwechselvorgängen beteiligt. Entsprechend können Mangelzustände auch äußerlich sichtbar werden, wenn Haut, Haare und Nägel an Struktur verlieren. Im Blut können zum Beispiel erhöhte Cholesterinwerte gemessen werden, während es bei einem starken Mangel auch zu körperlichen Symptomen wie Muskelschmerzen und Empfindungsstörungen kommen kann.

Folsäure
Wenn auch nicht in besonders großen Mengen, so enthält Reis doch ein wenig Folsäure, die man sonst eher in Blattgemüse findet. Nicht umsonst heißt *folium* auf Latein »Blatt«. Folsäure übernimmt eine wichtige Funktion in der Bereitstellung von DNA-Bausteinen und ist somit insbesondere bei der Entwicklung von Geweben unentbehrlich. Gerade während der embryonalen Entwicklungsstadien kommt ihr daher eine so wichtige Bedeutung zu, dass Frauen mit Schwangerschaftsabsicht empfohlen wird, die selbst in unseren Breiten nicht immer folsäurereiche Nahrung mit einer Nahrungsergänzung aufzupeppen. Reis ist leider nicht dazu geeignet, eine ausreichend hohe Folsäurezufuhr aufrechtzuerhalten. Zusätzlich ist auch beim Erwachsenen Menschen die Blutbildung unter anderem von Folsäure abhängig, so dass ein starker Mangel auch zu einer Anämie führen kann.

Spurenelemente

Eisen
Vollreis enthält noch eine beträchtliche Menge an Eisen, die durchaus zur Deckung des täglichen Eisenbedarfs beitragen kann. Eisen ist für den Körper unentbehrlich. Nicht nur die Bildung des roten Blutfarbstoffs Hämoglobin benötigt Eisen, sondern insgesamt hängt die Bildung neuer Blutkörperchen neben anderen Faktoren von Eisen ab. Daneben ist Eisen auch als Bestandteil vieler Enzyme von Bedeutung, die an wichtigen Prozessen im Körper teilhaben, so zum Beispiel die Entgiftungsenzyme. Zu viel Eisen ist indes auch nicht gut, da freies Eisen als oxidativ wirksames Element imstande ist, zelluläre Strukturen zu schädigen. In gebundener Form ist es jedoch überlebenswichtig.

Mangan
Außerdem ist im Reiskorn Mangan enthalten. Es ist ebenfalls ein Cofaktor für Enzyme, die im antioxidativen Stoffwechsel von Bedeutung sind, oder auch beim Aufbau von Knochen und Bindegewebe.

Zink
Zink ist mit Eisen das mengenmäßig wichtigste Spurenelement für den täglichen Bedarf. Es ist ein essenzieller Faktor für zahlreiche Enzyme, die am Kohlenhydrat-, Fett- und Proteinstoffwechsel wie auch an der Zellteilung und dem Immunsystem beteiligt sind. In Vollreis ist es in relevanten Mengen enthalten.

Kupfer
Als Spurenelement ist Kupfer im Reis in nennenswerten Mengen vorhanden. Es ist Bestandteil zahlreicher Enzyme und beeinflusst daher Stoffwechselprozesse wie zum Beispiel den Bindegewebsaufbau, die Produktion der roten Blutkörperchen oder den antioxidativen Stoffwechsel.

Mineralstoffe

Phosphor
Als wichtiger Mineralstoff ist noch Phosphor zu nennen, da er gemeinsam mit Calcium für die Mineralisierung von Zähnen und Knochen verantwortlich und außerdem für die Energieübertragung zellulärer Stoffwechselreaktionen unentbehrlich ist. Ohne Phosphor geht im Energiebereich also gar nichts.

Kalium
Kalium ist neben Natrium der wichtigste Mineralstoff, um die Nervenleitfähigkeit aufrechtzuerhalten. Dabei kommt Kalium in höherer Konzentration innerhalb der Zellen vor und Natrium außerhalb der Zellen, gemeinsam mit Chlorid. Kehrt sich nun das Verhältnis beider Mineralien zwischen innen und außen um, so entlädt sich ein elektrisches Potenzial. Auf diese Weise können Informationen von Nervenzelle zu Nervenzelle weitergegeben werden. Insbesondere für die Aktivität des Herzmuskels wie auch der sonstigen Muskulatur ist Kalium von Bedeutung. Außerdem ist Kalium ein Faktor, der den Flüssigkeitshaushalt maßgeblich beeinflusst und damit auch den Blutdruck. Kalium wirkt harntreibend, da es vom Körper aktiv ausgeschieden

werden kann, falls zu viel davon vorhanden ist. Menschen mit Nierenfunktionsstörung sollten daher kaliumreiche Lebensmittel wie Reis eher meiden.

Magnesium
Eine Portion Reis liefert ebenfalls Magnesium in relevanten Mengen. Magnesium ist als Cofaktor von Enzymen von Bedeutung und aufgrund seiner elektrischen Eigenschaften auch für die Nervenfunktion wichtig. Die Muskelfunktion ist ebenfalls auf Magnesium angewiesen.

Calcium
Reis ist keine bedeutende Quelle für Calcium, dennoch kann es auch im Reis noch nachgewiesen werden. Da Calcium einer der wichtigsten Faktoren für den Knochenstoffwechsel ist, sei es auch hier erwähnt.

Verarbeitung

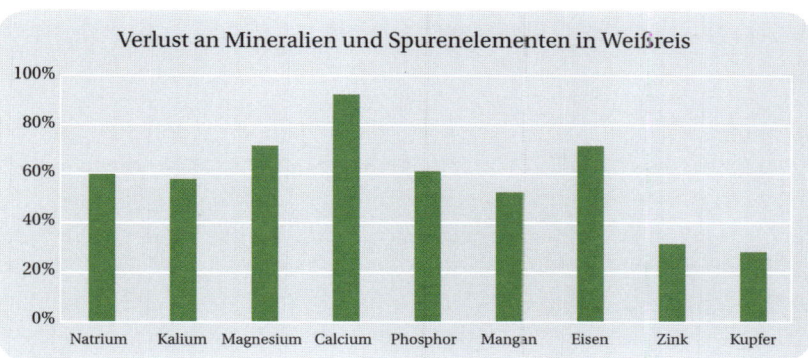

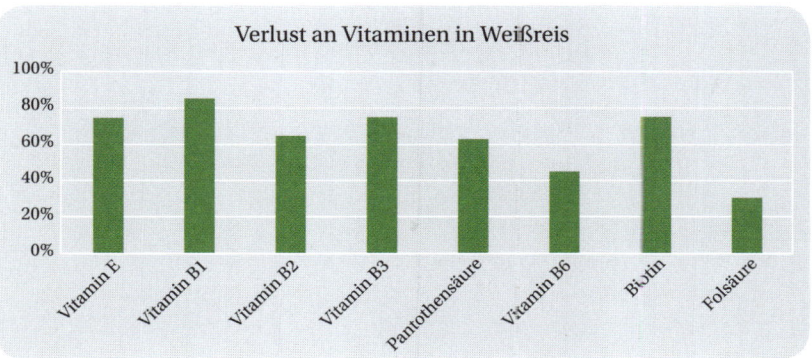

Gesundheitseffekte von Reis

Die vorgestellten vielfältigen Reisprodukte und Verarbeitungsvarianten liefern eine große Auswahl, wenn es darum geht, diese in den Speiseplan einzubauen und die gesundheitsförderlichen Eigenschaften zu nutzen. Eine allein auf Reis basierende Ernährungsweise birgt die Gefahr eines Mangels an wichtigen Nährstoffen wie Vitamin B12 sowie Vitamin A und C. Aber der regelmäßige Reisverzehr im Rahmen einer ausgewogenen Ernährung kann sich insgesamt positiv auf die Gesundheit auswirken. Dieses Kapitel zeigt zunächst auf, welche Verarbeitungsvariante zu den wichtigsten Gesundheitseffekten beitragen kann. Anschließend werden Effekte auf Zivilisationserkrankungen wie Diabetes mellitus Typ 2, Herz-Kreislauf-Erkrankungen und Nahrungsmittelunverträglichkeiten beleuchtet.

> **Gesundheit und Ernährung**
> Eines ist ganz klar: Die Ernährung hat großen Einfluss auf die Gesundheit. Dennoch gibt es alle möglichen Trends und Ratschläge, von Low Carb bis Kohl-Diät. Eine gesunde Ernährung ist jedoch eine Ernährung, die man möglichst für ein ganzes Leben genießen kann. Diäten sind also in der Regel keine Ernährung fürs Leben – wer kann schon lebenslag nur Kohlsuppe essen? Auch der Erfolg von Diäten ist zumeist nur von kurzer Dauer. Besser ist es, auf die Kalorienzufuhr am Tag zu achten, sodass der eigene Bedarf nicht überschritten wird.

8 Eine Portion Reis kann satt machen und liefert zudem viele Nährstoffe.

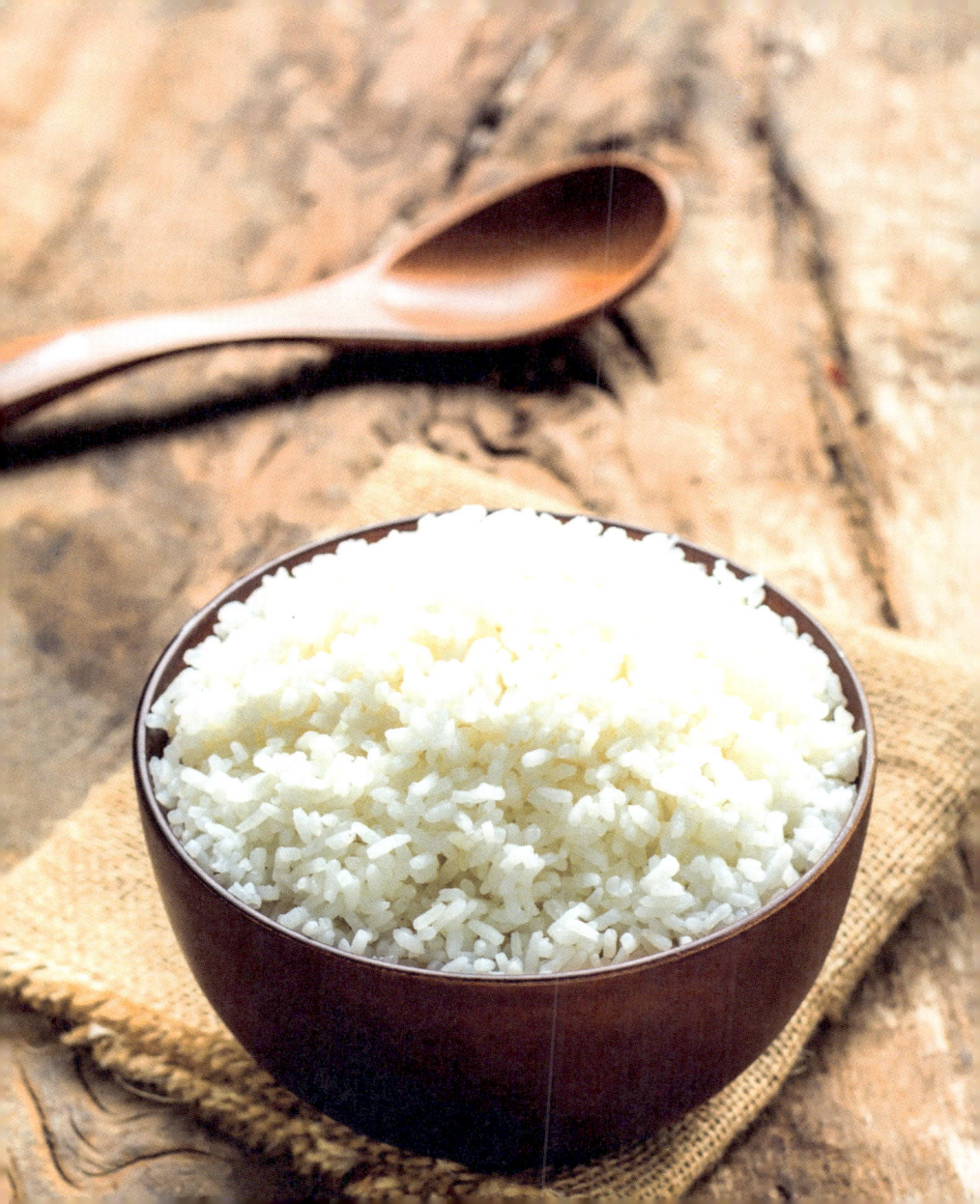

> Eine Faustformel lautet: 24 mal Körpergewicht in Kilogramm. Dazu kommt noch etwas mehr Verbrauch durch körperliche Aktivität. Die gesamte Menge an Lebensmitteln sollte nun nicht mehr Energie zuführen, als benötigt wird. Nutzen Sie dazu möglichst Lebensmittel mit einer geringen Energiedichte, das heißt weniger als 150 Kilokalorien pro 100 Gramm und maximal 250 Kilokalorien pro 100 Gramm. Darüber hinaus sollten Sie Lebensmittel nur in kleinen Portionen zu einer Hauptmahlzeit verzehren. Lebensmitteltabellen und Nährstoffangaben auf verpackten Lebensmitteln können eine gute Orientierung bieten, wie viel Energie wo drin steckt. Reis liefert mit knapp 350 Kilokalorien pro 100 Gramm im Vergleich zu Gemüse relativ viel Energie. Es sind allerdings hauptsächlich komplexe Kohlenhydrate, sodass er allemal für eine gesunde Hauptmahlzeit dient.

Vollreis, Weißreis und Parboiled – wer kann was?

Je nach Verarbeitungsgrad enthalten Vollreis, Weißreis und Parboiled unterschiedliche Mengen der vorgestellten Nährstoffe, was selbstverständlich für deren ernährungsphysiologischen Effekte von Bedeutung ist. Letztlich kommt es darauf an, dass noch nennenswerte Mengen der Nährstoffe im Reiskorn vorkommen, sodass sie ihre Wirkung entfalten können. Eine Portion Reis ist per Definition auf 62,5 Gramm ungekochter Reis festgelegt. Auch wenn die Nährstoffangaben auf der Verpackung immer auf 100 Gramm angegeben werden, wird für eine einfache Erfassung der Nährstoffzufuhr mit Portionen gerechnet. Mit einer solchen Portion kann die durchschnittliche tägliche Zufuhrempfehlung für manche Nährstoffe bereits zu über 10 Prozent gedeckt werden. Für jede Verarbeitungsform des Reises sind im Folgenden die jeweils noch ausreichend vorhandenen Nährstoffe mit ihren Wirkungen auf den Körper beschrieben. Die Angaben beziehen sich zwar in der Regel auf ungekochten Reis, da die Nährstoffe durch das Erhitzen und den Übergang ins Kochwasser variieren können, aber gerade bei der Zubereitung nach der Quellmethode (siehe Seite 107) sollten sich die Nährstoffverluste in Grenzen halten. Den höchsten Nährstoffgehalt erhält man bei der Verwendung von Vollreis.

Vollreis

Energie- und Kohlenhydratstoffwechsel
Durch den noch vorhandenen Keimling und darin enthaltenes Vitamin B1 wird die Funktion wichtiger Enzyme unterstützt, die für den Abbau von Kohlenhydraten verantwortlich sind. Für diese Funktionen leisten auch Niacin, Pantothensäure, Biotin, Magnesium, Phosphor, Mangan und Zink im Vollreis einen Beitrag.

Proteinstoffwechsel
Für den Proteinstoffwechsel sind wie auch beim Energie- und Kohlenhydratstoffwechsel Vitamin B1, Niacin, Pantothensäure, Biotin, Zink und auch Vitamin B6 in relevanten Mengen im Vollreis enthalten.

Immunsystem

Vor allem die Spurenelemente Zink, Kupfer, Selen und auch Vitamin B6 unterstützen das Immunsystem bei seiner Arbeit. Die Spurenelemente sind dabei wichtige Cofaktoren von Enzymen, die beispielsweise gezielt bei der Abwehr von Erregern helfen können.

Nervenfunktion

Das Nervensystem reagiert besonders sensibel auf Schwankungen im Elektrolythaushalt. Daher sind vor allem Magnesium und Kalium wichtige Nährstoffe im Vollreis, die zu einer stabilen Nervenfunktion im Sinne der Reizweiterleitung beitragen können. Weitere Unterstützer sind Vitamin B1, Vitamin B6 und Kupfer.

Zellerneuerung und Blutbildung

Die Zellen der meisten Gewebe erneuern sich regelmäßig und in unterschiedlichen Zeitabständen. Der reibungslose Ablauf bei der Verdopplung des Chromosomensatzes und anderer Zellbestandteile wird dabei auch durch Niacin und Zink unterstützt. Speziell für die Blutbildung sind Vitamin B6, Kupfer und Zink von Bedeutung. Eisen spielt natürlich auch eine Rolle – die Menge im Vollreis trägt allerdings nur zu 5 bis 10 Prozent der täglich empfohlenen Zufuhrmenge bei.

Knochen und Zähne

Knochen sind dynamische Gebilde, die stetigen Ab- und Aufbauprozessen unterliegen. Der wichtigste Mineralstoff ist dafür bekanntlich zwar Calcium, doch auch Magnesium kommt eine nicht unbedeutende Rolle zu. Offenbar kann es die Aktivität speziell von Enzymen im Knochenstoffwechsel erhöhen und sorgt so für eine beschleunigte Bildung von Knochen- und Zahnsubstanz. Phosphor ist ebenfalls ein wichtiges Element für den Aufbau von Knochen und Zähnen. Zudem kommt dem im Reis enthaltenen Mangan eine wichtige Rolle beim Aufbau und Erhalt von Knochenmasse zu.

Abwehr von freien Radikalen
Neben den schon bekannten sekundären Inhaltsstoffen sind einige Spurenelemente wichtige Cofaktoren für Enzyme des antioxidativen Stoffwechsels. Dies trifft insbesondere auf die Spurenelemente Kupfer, Mangan, Zink und Selen zu.

Hormonstoffwechsel
Hormone werden in der Regel im Organismus zunächst bis zu einer inaktiven Vorstufe des aktiven Hormons enzymatisch aufgebaut und bei Bedarf durch eine enzymatische Reaktion aktiviert. Zink spielt dabei eine Rolle als Cofaktor für die enzymatische Synthese verschiedener Hormone. Selen ist hingegen für die Aufnahme von Jod in die Schilddrüse von Bedeutung.

Parboiled Reis

Kohlenhydrat- und Energiestoffwechsel
Der parboiled Reis enthält zwar keinen Keimling mehr, jedoch sind durch das Parboiled-Verfahren noch einige Nährstoffe in nennenswerten Mengen vorhanden. Dazu zählen neben Vitamin B1 auch Niacin, Phosphor und Mangan. Pantothensäure, Magnesium und Zink sind hingegen nur noch in

Mengen vorhanden, die mit einer Portion zwischen 5 bis 10 Prozent der täglichen Zufuhrempfehlung decken können. Biotin ist kaum noch enthalten.

Proteinstoffwechsel
Nährstoffe, die den Proteinstoffwechsel unterstützen, sind noch mit Vitamin B1 und Vitamin B6 sowie Niacin enthalten. Pantothensäure und Zink sind im Vergleich zum Vollreis weniger enthalten, und Biotin ist mengenmäßig nicht mehr relevant.

Immunsystem
In parboiled Reis sind Selen und auch Vitamin B6 als Unterstützer des Immunsystems vorhanden. Zink und Kupfer tragen pro Portion nur noch mit 5 bis 10 Prozent zur täglichen Zufuhrempfehlung bei.

Nervenfunktion
Das Parboiled-Verfahren erhält relevante Mengen von Vitamin B1 und Vitamin B6. So lassen sich noch mehr als 10 Prozent der täglichen Zufuhrempfehlung decken. Der Bedarf an Magnesium und Kupfer kann mit einer Portion immerhin auch noch zu 5 bis 10 Prozent abgedeckt werden.

Zellerneuerung und Blutbildung
Die Vitamine Niacin und Vitamin B6 können auch mit parboiled Reis noch in ausreichenden Mengen aufgenommen werden, damit mehr als 10 Prozent der täglichen Zufuhrempfehlung gedeckt werden. Zink und Kupfer können nur noch zwischen 5 bis 10 Prozent beitragen, während Eisen bei parboiled Reis gar keine Rolle mehr spielt.

9 Die im Reis enthaltenen Nährstoffe beeinflussen viele Körperfunktionen.

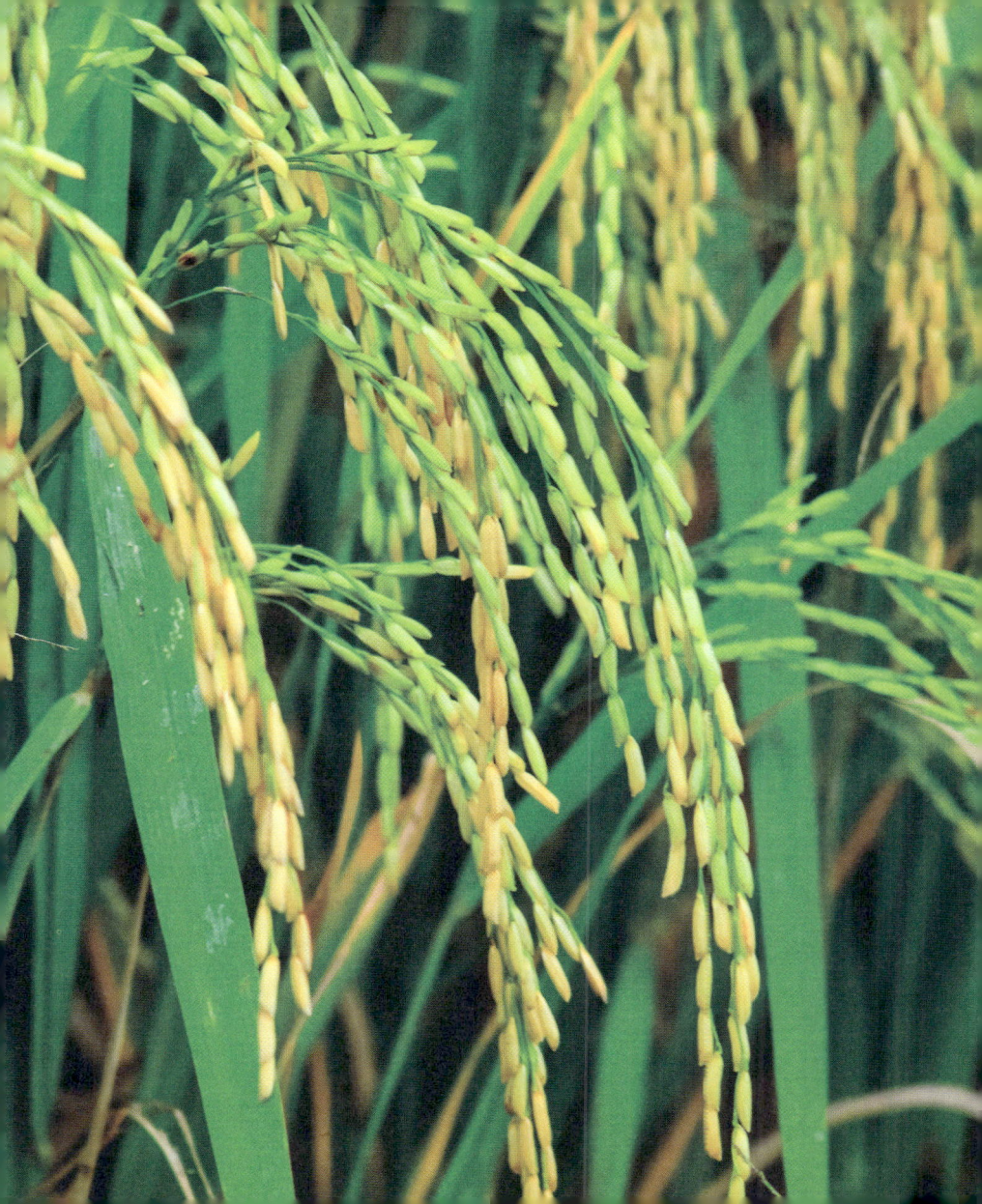

Knochen und Zähne
Mangan und Phosphor können durch eine Portion parboiled Reis zu über 10 Prozent der täglichen Zufuhrempfehlung beitragen. Magnesium ist hingegen in geringeren Mengen vorhanden als in Vollreis und kann nur 5 bis 10 Prozent decken.

Abwehr von freien Radikalen
Mangan und Selen sind in parboiled Reis wie auch in Vollreis in Mengen enthalten, die über 10 Prozent der täglichen Zufuhrempfehlung abdecken können. Selen und Zink können durch eine Portion parboiled Reis noch zu 5 bis 10 Prozent der täglichen Zufuhrempfehlung beitragen.

Hormonstoffwechsel
Auch für die Funktion des Hormonstoffwechsels ist in parboiled Reis genug Selen vorhanden, um mit mehr als 10 Prozent zur täglichen Zufuhrempfehlung beizutragen. Zink kann dies immerhin noch zu 5 bis 10 Prozent leisten.

Weißreis

Kohlenhydrat- und Energiestoffwechsel
Ohne Keimling und ohne Parboiled-Verfahren ist nur noch Mangan in nennenswerten Mengen vorhanden, um mit jeder Portion über 10 Prozent der täglichen Zufuhrempfehlung zu decken. Vitamin B1, Niacin, Phosphor, Pantothensäure, Magnesium und Zink sind immerhin noch in Mengen vorhanden, die mit einer Portion 5 bis 10 Prozent der täglichen Zufuhrempfehlung decken können. Biotin spielt keine Rolle mehr.

Proteinstoffwechsel
Vitamin B6, Niacin, Pantothensäure und Zink sind im Vergleich zu Vollreis und parboiled Reis zwar weniger enthalten, aber dennoch lassen sich mit einer Portion noch 5 bis 10 Prozent der täglichen Zufuhrempfehlung decken. Das ist ein durchaus guter Wert, doch eine Ergänzung mit Milch, Hülsenfrüchten und Fleisch ist durchaus empfehlenswert.

Immunsystem
In weißem Reis ist nur noch Selen in ausreichenden Mengen vorhanden, um mehr als 10 Prozent der täglichen Zufuhrempfehlung zu decken. Vitamin B6, Zink und Kupfer können pro Portion aber immerhin noch zu 5 bis 10 Prozent beitragen.

Nervenfunktion
Keine der für die wichtigen Funktionen des Nervensystems im polierten Reis vorhandenen Nährstoffe kann in dem Maß zur Deckung der täglichen Zufuhrempfehlung beitragen wie beim Vollreis. Immerhin erreichen Magnesium, Vitamin B6 und Kupfer noch Gehalte, die zwischen 5 und 10 Prozent der täglichen Zufuhrempfehlung decken können. Kalium und Vitamin B1 sind hingegen so gut wie nicht mehr vorhanden.

Zellerneuerung und Blutbildung
Die Regeneration von Geweben und Bildung neuer Blutzellen ist abhängig von verschiedenen Stoffwechselprozessen, die durch einzelne Nährstoffe wie Niacin, Zink, Vitamin B6 und Kupfer unterstützt werden. Die tägliche Zufuhrempfehlung konnte durch Vollreis noch zu über 10 Prozent mit einer

Portion gedeckt werden. Durch weißen Reis kann immerhin noch ein Beitrag von 5 bis 10 Prozent pro Portion geliefert werden. Eisen ist jedoch nicht mehr in bedeutsamen Mengen enthalten.

Knochen und Zähne
Die gute Nachricht lautet: Mangan ist auch in poliertem Reis immer noch in ausreichender Menge vorhanden, sodass mit einer Portion mehr als 10 Prozent der täglichen Zufuhrempfehlung gedeckt werden können. Doch sind die Gehalte an Magnesium und Phosphor nur noch ausreichend, um 5 bis 10 Prozent der Zufuhrempfehlung zu sichern. In einer ausgewogenen Ernährung kann weißer Reis dennoch einen Beitrag zur Versorgung mit diesen Nährstoffen darstellen.

Abwehr von freien Radikalen
In weißem Reis finden sich noch ordentliche Gehalte an Mangan und Selen, die zu über 10 Prozent der täglichen Zufuhrempfehlung beitragen können. Auch Kupfer und Zink können noch zu 5 bis 10 Prozent beitragen. Das bedeutet: Mit poliertem Reis lässt sich der antioxidative Stoffwechsel noch ankurbeln.

Hormonstoffwechsel
Das für den Schilddrüsenstoffwechsel so wichtige Selen ist in weißem Reis noch in einer Menge vorhanden, die pro Portion Reis zu mehr als 10 Prozent der täglichen Zufuhrempfehlung beitragen kann. Zink kann dies hingegen nur noch zu 5 bis 10 Prozent.

Zusammenfassend heißt das: Mit Vollreis bekommt man zwar den vollen Nährstoffgehalt des kleinen Korns verabreicht, was sämtliche der genannten Körperfunktionen unterstützt, doch auch Parboiled Reis enthält noch viele Nährstoffe in nennenswerten Mengen. Beide Reissorten können in einer Ernährungsweise, die in größerem Umfang auf Reis basiert, durchaus verwendet werden.

Der polierte Reis liefert zwar noch einige wenige Nährstoffe in wünschenswerten Mengen, sollte aber nur als Teil einer sonst ausgewogenen Ernährungsweise Verwendung finden. Durch das Polieren des Reiskorns und den damit verbundenen Verlust des Keimlings gehen im Vergleich zum Vollreis viele Nährstoffe verloren.

Generelle Gesundheitseffekte

Als pflanzliches und vielseitig verwendbares Nahrungsmittel sind die gesundheitlichen Effekte des Reiskonsums hauptsächlich auf den Nährstoffgehalt wie auch auf den Gehalt an sekundären Pflanzeninhaltsstoffen und Antioxidantien zurückzuführen. Auch der Ballaststoffgehalt spielt eine Rolle für die Bewertung der Gesundheitseffekte. Natürlich kommt es dabei wesentlich auf die Mengen und die Häufigkeit des Reisverzehrs an und darauf, ob es sich um Weißreis oder Vollreis handelt. Letzterer liefert deutlich mehr Ballaststoffe und Nährstoffe (vgl. Kapitel Inhaltsstoffe).
Jenseits der Bedeutung einzelner Nährstoffe gilt es, den Einfluss des Reisverzehrs auf die Krankheitsrisiken in großen Bevölkerungsgruppen zu bewerten. In der aktuellen Forschungsliteratur sind Effekte auf das Diabetesrisiko, die cholesterinsenkende Wirkung in Verbindung mit Herz-Kreislauf-Erkrankungen sowie die antioxidativen Eigenschaften erwähnt. Außerdem spielt Reis eine wichtige Rolle bei der Herstellung hypoallergener Lebensmittel. Teilweise kritisch zu betrachten ist allerdings eine mögliche Belastung von Reis und Reisprodukten mit dem Schwermetall Arsen.

Einfluss auf Diabetes mellitus Typ 2

Die Entstehung eines Diabetes mellitus Typ 2 ist zumeist von mehreren Faktoren abhängig. Im fortgeschrittenen Stadium können die Körperzellen keinen Zucker mehr aufnehmen, man spricht in diesem Zusammenhang auch

Generelle Gesundheitseffekte

häufig von einer Insulinresistenz. Zeitgleich kommt es oft zu einer Funktionsstörung der Bauchspeicheldrüse, sodass diese nicht mehr genügend Insulin produziert. Lange vor diesem Stadium ist die Stoffwechselregulation durch zu kalorische Nahrung bei gleichzeitigem Bewegungsmangel aus dem Gleichgewicht geraten. Zu viele Kalorien werden in der Regel durch Lebensmittel mit einem hohen Gehalt an Einfach- und Zweifachzuckern aufgenommen beziehungsweise durch einen zu hohen Fettgehalt. Normalerweise trägt Insulin dazu bei, dass der Blutzuckerspiegel zum Normalbereich zurückkehrt, nachdem eine Mahlzeit eingenommen wurde. Die Bauchspeicheldrüse gibt ausreichend Insulin in die Blutbahn ab, was dafür sorgt, dass die Körperzellen Glukosetransporter in ihre Zellmembranen einbauen, sodass der im Blut befindliche Zucker aufgenommen wird und der Blutzuckerspiegel sich wieder normalisiert. Werden nun zu häufig zu viele Lebensmittel mit einem hohen Zuckergehalt aufgenommen, können zwei Folgen eintreten, insbesondere, wenn gleichzeitig kaum körperliche Aktivität stattfindet.

1. Die Bauchspeicheldrüse ist mit der immer häufigeren und immer größeren Insulinsekretion in Antwort auf die Zuckerfuhr überfordert und macht im wahrsten Sinne des Wortes irgendwann »schlapp«.
2. Da bei einem hohen Blutzuckerspiegel auch große Mengen Insulin im Blut vorhanden sind, Körperzellen jedoch nur so viel Zucker aufnehmen können, bis auch sie gesättigt sind, entwickeln die Zellen eine Resistenz gegen Insulin. Sie machen sozusagen die Grenze dicht, denn die Bauchspeicheldrüse produziert munter weiter Insulin, wenn der Blutzuckerspiegel steigt und erhöht bleibt, da die Zellen keinen weiteren Zucker aufnehmen und dieser somit im Blut verbleibt. Ein sich verstärkender Teufelskreis also.

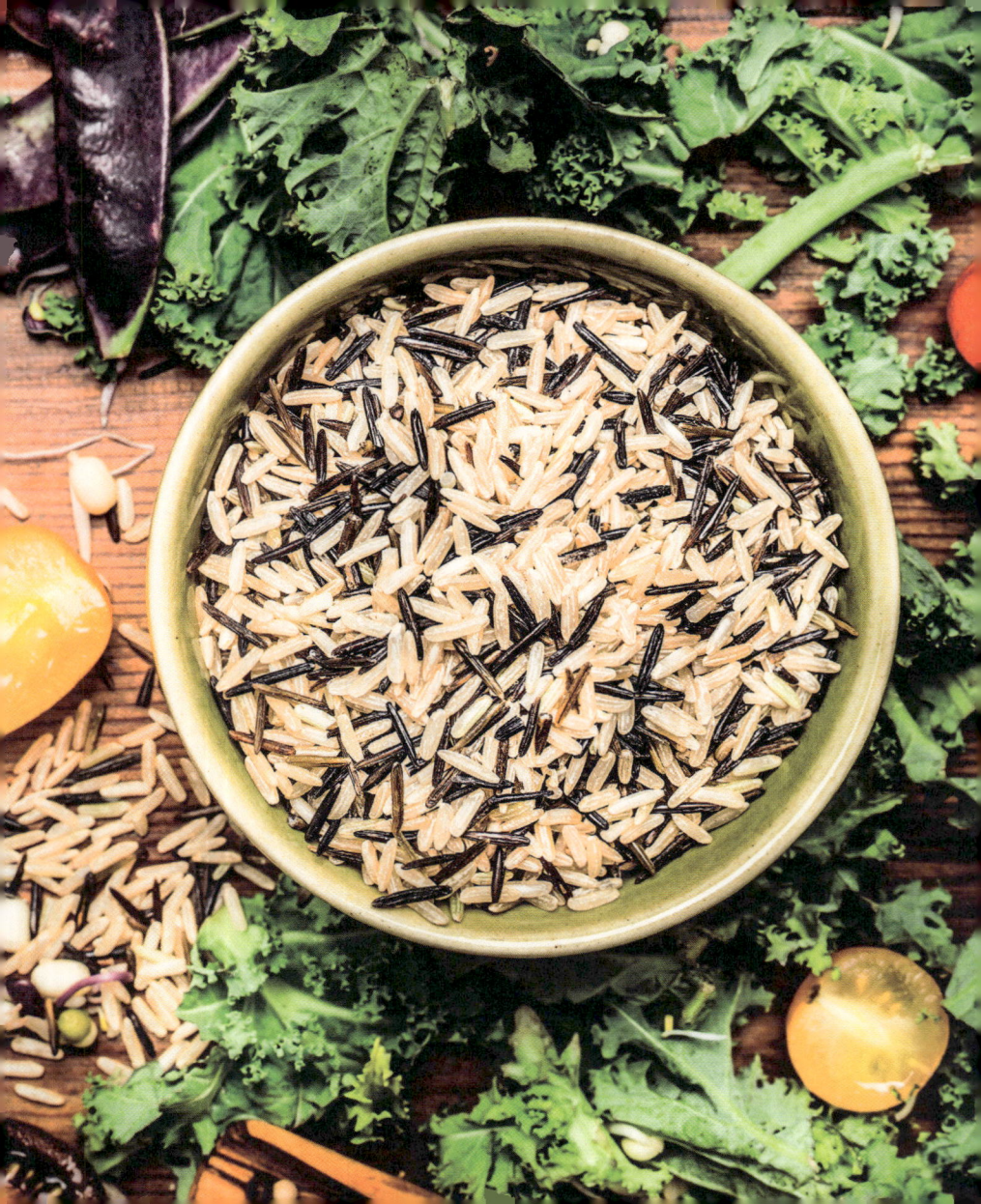

Generelle Gesundheitseffekte

Was passiert mit dem überschüssigen Zucker, wenn die »normalen« Körperzellen gesättigt sind und weiterhin Insulin im Blut vorhanden ist? Insulin ist ebenfalls ein großer Freund der Fettzellen, die im Gegensatz zu den Körperzellen fast immer bereit sind, überschüssigen Zucker aufzunehmen und in Form von Fett zu speichern. So ist der überschüssige Zucker Grundlage für deren vermehrtes Wachstum und Teilung. Damit entsteht ein weiteres Problem: Übergewicht und ein nicht endender Zyklus, in dem nun auch noch das Fettgewebe eine wichtige Funktion übernimmt.

Fettgewebe ist keine inaktive Masse, wie man heute weiß. Es ist sogar in der Lage, ein Hormon zu bilden, das aktiv in die Sättigungsregulation eingreift. Dieses Leptin genannte Hormon hat eigentlich die Funktion zu signalisieren, dass es nun mal gut ist mit der Nahrungsaufnahme, da ja schon einiges an Fettgewebe, also Energiespeicher für schlechte Zeiten, vorhanden ist. Im Rahmen einer Stoffwechsellage, wie sie bei Diabetes mellitus Typ 2 kombiniert mit Übergewicht der Fall ist, ist leider auch dieser Mechanismus außer Kraft gesetzt. Weitere Folgen wie Bluthochdruck, Herz-Kreislauf-Erkrankungen und Schädigung der Nieren und Nerven sind dann zumeist absehbar, wenn keine Therapie eingeleitet wird. Langfristig hilft hier nur noch eine sofortige Nahrungsumstellung, kombiniert mit einem Bewegungsprogramm, um Übergewicht zu reduzieren und den Insulinstoffwechsel zu normalisieren.

Doch wie kann von vorneherein verhindert werden, dass es zu so einem metabolischen Syndrom kommt? Und wie könnte Reis dazu beitragen?
Jedes Lebensmittel hat je nach Art und Menge der enthaltenen Kohlenhydrate einen unterschiedlichen Effekt auf den Blutzuckerspiegel. Je einfacher

10 Auch wenn der Name anderes verheißt – der Wildreis gehört botanisch gesehen nicht zu den Reissorten.

Generelle Gesundheitseffekte

der Zucker, zum Beispiel Traubenzucker, desto schneller erscheint er im Blut und führt so zu einem Anstieg des Blutzuckers. Je mehr einfacher Zucker aufgenommen wird, desto höher fällt dieser Anstieg aus.

Ein komplexes Kohlenhydrat, wie zum Beispiel Stärke, durchläuft zunächst eine Spaltung in einzelne Untereinheiten, ehe es dann als Traubenzucker im Blut erscheint. Diese zeitliche Verzögerung führt zu einem langsameren und geringeren Anstieg des Blutzuckerspiegels, als es bei reinem Traubenzucker der Fall ist. Generell enthalten unverarbeitete pflanzliche Lebensmittel hauptsächlich komplexe Kohlenhydrate wie Stärke, während in verarbeiteten Lebensmitteln in der Regel Haushaltszucker für die Rezepturen verwendet wird. Eine Ausnahme bilden verarbeitete Getreideprodukte ohne Zuckerzusatz, wie Brot oder Vollkornprodukte.

Eine Möglichkeit, den Einfluss eines Lebensmittels auf den Blutzuckerspiegel mit anderen Lebensmitteln zu vergleichen, ist der Glykämische Index, auch GI genannt. Der Anstieg durch reinen Traubenzucker wird dabei mit 100 Prozent gleichgesetzt. Anschließend wird der Effekt jedes Lebensmittels im Verhältnis dazu gesehen, sodass ein GI mit einem Wert unter 100 resultieren muss, um einen niedrigeren Blutzucker und somit eine geringere Insulinantwort zu erreichen.

In Reis sind komplexe Kohlenhydrate in Form von Amylose und Amylopektin enthalten. Der GI kann bei Reis in Abhängigkeit des Anteils von Amylose höher oder niedriger ausfallen, da Amylose ein stark verzweigtes und komplexes Kohlenhydrat ist, wodurch die enzymatische Aufspaltung langsamer abläuft. Außerdem haben noch die Zubereitungsart und die Sorte einen Einfluss auf den GI. Parboiled Reis und Vollreis weisen dementsprechend geringere GIs auf als Weißreis. Dieser hat etwa einen GI von 64, während der von Vollreis bei 55 liegt. Der von Parboiled Reis liegt irgendwo dazwischen, je nach Sorte und Verarbeitung. Von der Zubereitung ist der gedämpfte Reis am günstigsten bezogen auf den GI. Warum ist das so? Unabhängig vom Amylosegehalt, führt sowohl die Hochdruckbehandlung bei Parboiled Reis als auch die unter gewissem Druck ablaufende Dämpfung zu einer Verkleisterung der Stärke im Reiskorn. Damit ist sie für den enzymatischen Abbau schwieriger zugänglich und der Abbau verläuft verzögert. Beim Vollreis ist hingegen schlichtweg der höhere Faseranteil für den geringeren GI verantwortlich.

Soweit die Theorie. Wie wirkt sich nun der Konsum von Reis im Alltag aus? Schließlich gibt es Regionen in der Welt, wo Reis täglich auf dem Speiseplan steht. Eine Meta-Analyse der Harvard School of Public Health aus dem Jahr 2012 wertete die Ergebnisse von insgesamt sieben Kohortenstudien aus, die den Verzehr von weißem Reis und die Häufigkeit eines Diabetes mellitus Typ 2 in asiatischen und westlichen Ländern untersucht haben. Der Vorteil einer solchen Meta-Analyse ist, dass sie die Ergebnisse vergleichbarer Einzelstudien zusammengenommen auswertet und somit eine höhere Aussagekraft bekommt, als es für eine einzelne Studie der Fall sein kann.

Der Verzehr von Reis unterschied sich schon einmal maßgeblich zwischen den asiatischen und westlichen Studienteilnehmern. In China und Japan nahmen die Teilnehmer bis zu fünf Portionen täglich zu sich, während die Teilnehmer der Studien in den USA und Australien maximal auf fünf Portionen in der Woche kamen, im Durchschnitt aber nur auf ein bis zwei. Insgesamt waren in allen Studien zusammen über 350 000 Teilnehmer erfasst. Im Beobachtungszeitraum entwickelten etwas mehr als 13 000 Teilnehmer einen Diabetes mellitus Typ 2. Im Ergebnis zeigte die Analyse: Mit jeder ver-

Generelle Gesundheitseffekte

zehrten Portion Weißreis stieg das Risiko für Diabetes um 11 Prozent, wobei dieser Zusammenhang bei den Teilnehmern der Studien in China und Japan deutlich stärker war als in den USA und Australien. Der Verzehr von Vollreis hatte hingegen keinen Effekt. Zur Aussagekraft der Studie ist zu ergänzen, dass der Einfluss der ethnischen Herkunft und Faktoren wie Bildung, Einkommen und Grunderkrankungen nicht erfasst werden konnten.

Eine weitere Meta-Analyse der Universität in Trondheim wertete sogar 16 Kohortenstudien aus und untersuchte auch Unterschiede zwischen Weißreis und Vollreis. Zehn der ausgewerteten Studien mit insgesamt mehr als 380 000 Teilnehmern zeigten, dass das Diabetes-Risiko bei bis zu zwei Portionen pro Tag abnimmt. Darüber hinaus ist kein Effekt zu erwarten. Die Autoren berichten eine Verminderung des Risikos um 17 Prozent. Eine eindeutige Erhöhung des Risikos für Diabetes mellitus Typ 2 durch den Verzehr von Weißreis konnte in den ausgewerteten Studien, in denen insgesamt immerhin über 250 000 Teilnehmer beobachtet wurden, nicht festgestellt werden.

Was bedeutet das alles? Stark vereinfacht gesagt: Bei hohem Reiskonsum ist es anzuraten, auf Vollreis zurückzugreifen. Der niedrige GI ist der ausschlaggebende Faktor, und der Verzehr senkt das Risiko, an einem Diabetes zu erkranken. Bei gelegentlichem Reisverzehr, wie er vorwiegend in westlichen Ländern anzutreffen ist, stellt Weißreis keinen Risikofaktor für Diabetes dar. Aber auch keinen Schutzfaktor.

Kardioprotektive Effekte

Erkrankungen des Herz-Kreislauf-Systems können verschiedene Ursachen haben. Neben einer genetisch bedingten Komponente ist insbesondere die Lebensweise ein wichtiger Einflussfaktor, den wir selber ein Stück weit in der Hand haben. Neben zu viel Nikotin und Alkohol, zu wenig Bewegung und dem allseits bekannten Stress kommt der Ernährungsweise dennoch eine besondere Bedeutung zu, denn einerseits kann durch die zu hohe Aufnahme an tierischen Fetten und raffiniertem Zucker die Entstehung von Übergewicht und/oder Diabetes begünstigt sein, zum anderen kann eine zu fette und kalorienreiche Ernährung selbst bereits ausreichen, um über einen langen Zeitraum hinweg das Risiko für Herz-Kreislauf-Erkrankungen zu steigern.
Ernährungsbedingte Erkrankungen des Herzens und der Gefäße sind in der Regel auf eine verminderte Durchblutung wichtiger Gewebe zurückzuführen, wenn die blutleitenden Gefäße aufgrund von sogenannten Plaques nicht mehr in vollem Umfang von Blut durchströmt werden. Im Extremfall kann sich solch eine Plaque lösen und ins Gewebe verschleppt werden, wo die Blutgefäße sehr fein werden, wie zum Beispiel im Herzmuskel oder Gehirn. Dann ist von einem Infarkt oder Schlaganfall die Rede, mit höchst gefährlichen Folgen, da Teile des Herzens oder des Gehirns bei länger andauernder Mangeldurchblutung absterben, was im Extremfall bis zum Tod führt, zumeist aber mindestens zu späteren Funktionsverlusten.
Die besagten Plaques sind wahre Ansammlungen von nennen wir es mal »Strandgut«, das aufgrund eines Überangebots oder weil es beschädigt ist, nicht in die Körperzellen aufgenommen wurde. »Beschädigt« bedeutet letzt-

Generelle Gesundheitseffekte

lich, dass freie Radikale am Werk waren und zur Oxidation von Cholesterin oder Fettsäuren im Blut geführt haben. Das Überangebot entsteht durch eine zu hohe Aufnahme von Nahrung, insbesondere von fettreicher Nahrung und dabei vor allem von tierischen Fetten.

Es gibt zwei Ansatzpunkte, um dem »Strandgut«, also den Plaques, entgegenzuwirken. Erstens: nicht mehr Nahrung zu sich zu nehmen, als der Körper für die tägliche Energieaufnahme benötigt, und dabei auf einen überwiegend pflanzlichen Anteil in der Lebensmittelzusammenstellung achten. Zweitens: Das Aufkommen freier Radikale verringern.

Wie das geht?

- Zunächst mal, falls zutreffend, das Rauchen am besten ganz einstellen und
- den Alkoholkonsum auf gelegentlich und wenig umstellen.
- Bewegung steigern, es reicht bereits aus, am Tag 15 bis 20 Minuten etwas schneller zu spazieren.
- Die Muskelmasse mit einem regelmäßigen Krafttraining zu erhöhen ist auch keine schlechte Idee, denn sie verbraucht schon in Ruhe deutlich mehr Energie als Fettgewebe.

Wie kann Reis nun helfen?

Es ist eigentlich der Teil des Reiskorns, der beim Polieren verloren geht und als Reiskleie weitere Verwendung findet oder eben im Vollreis. In der Reiskleie sind antioxidativ wirksame Inhaltsstoffe enthalten, wie beispielsweise Vitamin E und der sekundäre Pflanzeninhaltsstoff Gamma-Oryzanol, der nur im Reis vorkommt. Beides kann der Oxidation des Cholesterins entgegenwirken.

Außerdem hat ein regelmäßiger Reiskonsum einen gewissen Verdrängungseffekt im Speiseplan: Wer häufiger Vollkornreis einbaut, isst am Ende des Tages weniger andere Produkte. So kommt es, dass weniger tierische Fette aufgenommen werden und damit weniger gesättigte Fettsäuren, die für Oxidation besonders anfällig sind.

Antioxidative Effekte

Oxidationsprozesse sind neben den bereits erwähnten Plaques im Gefäßsystem an einer Reihe von Erkrankungen mitbeteiligt. Oxidation bedeutet letztlich, dass einer im Körper vorkommenden Substanz eine negative Ladung, ein Elektron, entrissen wird. Je nach Substanz erlaubt die chemische Struktur eine Stabilisierung in einem Übergangszustand, bis ein neues Elektron übertragen wird. Ist die chemische Struktur instabil, wird die Substanz durch den vorherigen Entzug der Ladung plötzlich äußerst reaktiv. Sie wird ein Radikal, das auf der Suche nach einem neuen Elektron ist. Diese Reaktion ist bis zu einem gewissen Grad völlig in Ordnung, da der Körper sowohl über eigene Schutzsysteme verfügt, um der Lage Herr zu werden, als auch mithilfe von über die Nahrung zugeführten Antioxidantien, wie zum Beispiel Vitamin C oder E, um freie Radikale wirksam zu bekämpfen.

Freie Radikale entstehen am häufigsten und natürlicherweise in der Umwelt und im menschlichen Körper, wenn Sauerstoff anwesend ist. Aber ohne Sauerstoff können wir bekanntlich nicht leben. So kommt es auch bei körperlicher Aktivität zu einem zeitlich begrenzten erhöhten Aufkommen an Radikalen, einfach weil dann mehr Sauerstoff für die Muskelaktivität benötigt wird. Doch auch Nikotingenuss, Schwermetalle und UV-Strahlung können

Generelle Gesundheitseffekte

zur Radikalbildung im Körper führen. Der Körper setzt Radikale sogar gezielt als Waffe in der Immunabwehr ein, um die Strukturen etwa von Bakterien zu schädigen. Gleichzeitig kann es aber eben auch zur Schädigung körpereigener Strukturen kommen, wenn das Aufkommen an Radikalen überhandnimmt:

- DNA-Schädigung: kann zur Entstehung von Krebs und anderen Formen entarteter Gewebe beitragen oder diese auslösen.
- Schädigung zellulärer Strukturen: spielt eine Rolle für die Entstehung zahlreicher Krankheitsbilder, insbesondere degenerativer Erkrankungen des Nervensystems, Herz-Kreislauf-Erkrankungen und Lebererkrankungen, aber auch des Bewegungsapparates (Muskulatur und Weichteile).
- Neben der direkten Schädigung der DNA können Radikale auch in die Prozesse der Zellteilung eingreifen, sodass die Regenerationsgeschwindigkeit bestimmter Gewebe verlangsamt wird. Bestes Beispiel ist die Haut, die aufgrund der UV-Strahlung ein hohes Radikalaufkommen aufweist und bei extremer Exposition schnellere Alterungserscheinungen aufweist, da die Regenerations- und Reparaturmechanismen langsamer ablaufen.

Die im Vollreis, in Reiskleie oder Reiskeimöl enthaltenen Antioxidantien können die körpereigene Radikalabwehr nun unterstützen. Vor allem die Gehalte an Vitamin E und dem reistypischen Polyphenol Gamma-Oryzanol sind hier zu nennen. Generell gilt aber, dass eine ausgewogene Kost mit hohem pflanzlichem Anteil die Versorgung mit Antioxidantien sicherstellen kann. Die genannten Reisprodukte können also eine sinnvolle Alternative im Speiseplan sein und für Abwechslung sorgen.

Hypoallergene Wirkung von Reis bei Unverträglichkeiten

Fast alle bei uns zum Backen verwendeten Getreidearten weisen ein allergenes Potenzial auf oder können zu Unverträglichkeitsreaktionen führen, wie zum Beispiel einer Zöliakie (Häufigkeit etwa 3 bis 5 von 1000 Menschen). Dieses Krankheitsbild ist auf eine immunologische Reaktion des Körpers gegenüber dem Weizenkleberprotein Gluten zurückzuführen, die zu einer Verkümmerung der Darmzotten führt. Es handelt sich dabei zwar nicht um eine Allergie, doch die Folge ist eine dauerhafte Schädigung der Darmschleimhaut und eine verminderte Nährstoffaufnahme. Da dieses Protein, zwar in leicht veränderter Form, auch in Roggen, Hafer oder Dinkel vorkommt, ist die einzige Alternative, all diese Getreidearten und daraus verarbeitete Produkte vollständig zu meiden.

Eine Weizenproteinallergie (Häufigkeit etwa 1 von 1000 Menschen) unterscheidet sich sowohl in der körperlichen Reaktion (typische Allergiesymptome wie Atemnot, Hautrötungen und Schleimhautschwellungen) als auch im Auslöser von den Glutenunverträglichkeitsreaktionen. Dennoch bedeutet auch eine Weizenproteinallergie einen vollständigen Verzicht auf Weizen und Weizenprodukte. Neuere Forschungserkenntnisse sehen zudem eine Weizensensitivität als Auslöser diffuser Symptome wie Durchfall, Blähungen und Bauchschmerzen gemeinsam mit Müdigkeit und Leistungsabfall, was eine Ähnlichkeit zur Symptomatik einer Zöliakie aufweist, jedoch ohne eine Veränderung der Darmzotten. Man geht hier davon aus, dass auf molekularer Ebene sogenannte Amylase-Trypsin-Inhibitoren (ATIs) eine Rolle spielen. Das sind Enzyme, die der Pflanze zur Parasitenabwehr dienen. Moderne Weizensorten enthalten etwa doppelt so viele dieser ATIs wie Ursorten,

Generelle Gesundheitseffekte

was Verschwörungstheoretiker dazu veranlasst hat, Bücher wie die »Weizenwampe« zu schreiben. Wie man sich denken kann, lassen sich jedoch nicht sämtliche Zivilisationsleiden mit dem Verzicht auf Weizen vermeiden oder heilen. 90 bis 95 Prozent der Bevölkerung vertragen sämtliche Weizenprodukte! Dennoch können Reis und auch daraus hergestellte Produkte eine wertvolle Ergänzung des Speiseplans – nicht nur der betroffenen Personen – bedeuten.

Reis und die Belastung mit Rückständen

Die Belastung von Reis mit chemischen oder biologischen Rückständen ist wie die anderer Getreidearten nicht zu 100 Prozent vermeidbar. Dabei ist der Befall mit Schimmelpilzen eine der häufigsten Ursachen. Typisch ist der Getreideschimmelpilz Claviceps *purpurea*, der das sogenannte Mutterkorn-Alkaloid bildet und in unseren Breiten häufig im Roggen zu finden ist. Dabei hängt es vor allem davon ab, wie feucht das Erntejahr war. Da ein Befall mit Mutterkorn auch sichtbar ist, können befallene Körner erkannt und aus dem Verkehr gezogen werden.

Neben dem Mutterkorn kommen auch noch die sogenannten Aflatoxine des Schimmelpilzes Aspergillus *flavus* als Rückstände infrage. Dessen Gift ist unter Bestrahlung mit UV-Licht sichtbar. Durch fachgerechte Trocknung als wichtigste Maßnahme zur Vermeidung von Schimmelpilzen und gewissenhafte Qualitätskontrollen ist der Befall bei Reis, der auf den deutschen Markt kommt, aber in der Regel kein Problem.

Problematischer wird hingegen der Gehalt an Arsen in Reis und Reisproduk-

11 Weißreis und Wildreis werden gerne gemischt.

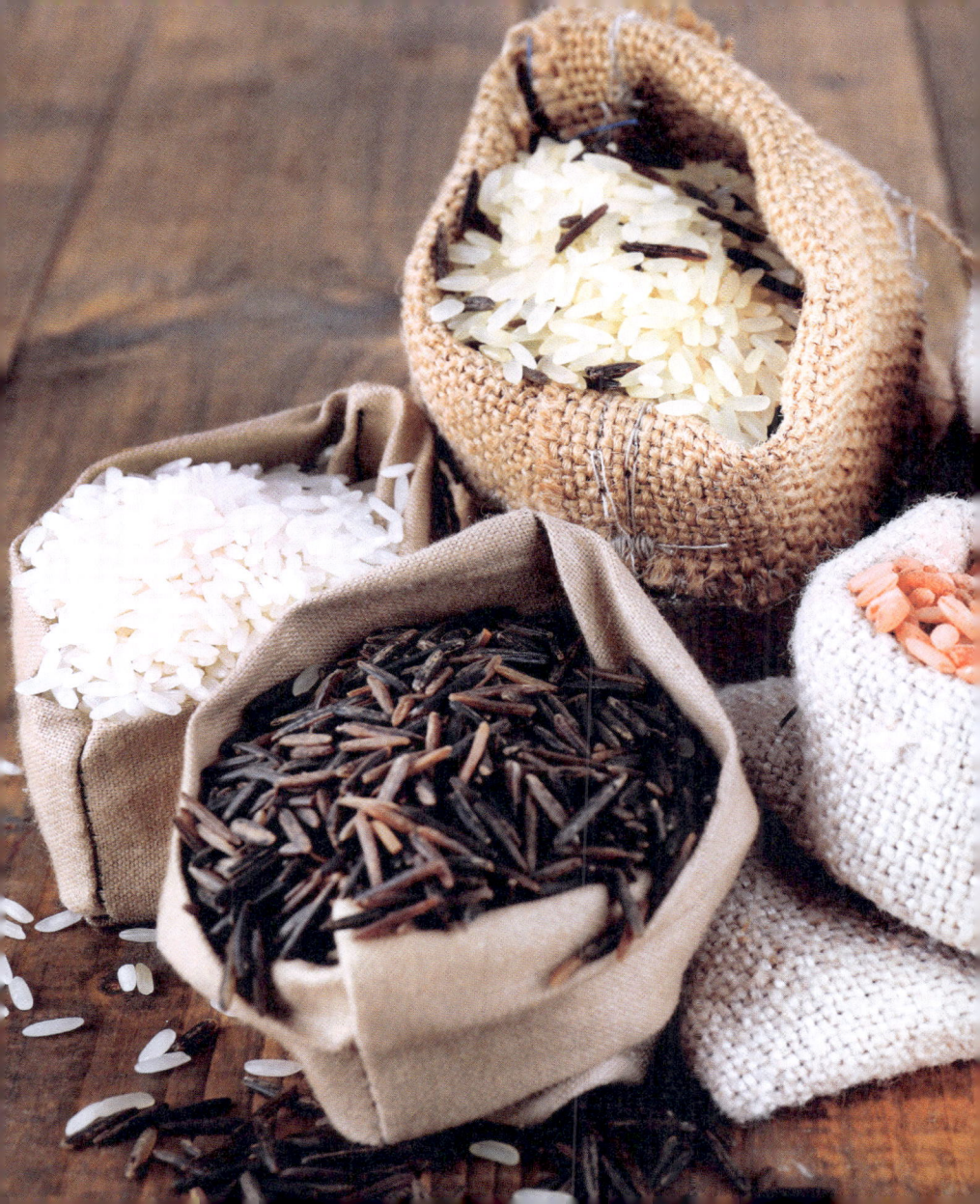

Generelle Gesundheitseffekte

ten gesehen. Arsen kommt natürlicherweise in der Umwelt vor und wird zu etwa 90 Prozent über die Nahrung aufgenommen. Die Hälfte davon durch Lebensmittel aus Fluss und Meer. Insbesondere das anorganische Arsen wird als krebserregend eingestuft und mit Hauterkrankungen in Verbindung gebracht. Der Arsengehalt in Reis hängt unter anderem vom Boden, dem Bewässerungswasser sowie der Reissorte und auch der Zubereitung ab. In der offiziellen Stellungnahme des Bundesinstituts für Risikobewertung heißt es, dass Reisprodukte, wie etwa Reiswaffeln, höhere Gehalte an anorganischem Arsen enthalten als das Reiskorn. Das Gleiche gilt auch für reisbasierte Babynahrung. Über kurze oder lange Zeit kann eine einseitige Ernährungsweise, die hauptsächlich auf Reis basiert, daher zu einer erhöhten Belastung des Organismus mit Arsen führen. Gerade Säuglinge und Kleinkinder, aber auch beispielsweise an Zöliakie erkrankte Personen sollten daher reisbasierte Lebensmittel möglichst nur als einen Bestandteil einer ausgewogenen Diät nutzen und zusätzlich auf Produkte aus Mais, Hirse, Buchweizen, Amaranth oder Quinoa zurückgreifen.

Der pure Reis ist jedoch kein Problem für Kinder und Erwachsene im Rahmen einer ausgewogenen Ernährung. Zwei bis drei Portionen in der Woche sind auf jeden Fall unbedenklich. In der Europäischen Union ist zum 1. Januar 2016 die Verordnung (EU) 2015/2016 in Kraft getreten, um die Verbraucher noch besser vor zu hohen anorganischen Arsengehalten in Reisprodukten, aber auch in weiteren Lebensmitteln wie zum Beispiel Getreide und Getreideprodukten, Obst und Gemüse, Trinkwasser, Kaffee, Tee, Fisch und Meeresfrüchten, Milch und Milchprodukten sowie Säuglingsnahrung zu schützen. Besonders strenge Höchstgehalte wurden für Reis festgelegt, der zur Herstellung von Lebensmitteln für Säuglinge und Kleinkinder verwendet wird.

Rotschimmelreis als Nahrungsergänzungsmittel

Rotschimmelreis ist in Deutschland und Europa weitgehend unbekannt, hat jedoch in der fernöstlichen Medizin und Naturheilkunde eine mehr als 1000 Jahre alte Tradition, auch als Nahrungsmittel. In jüngster Zeit wird er jedoch zunehmend auch als Nahrungsergänzungsmittel angeboten.
Rotschimmelreis ist ein Fermentationsprodukt von Reis und dem Schimmelpilz *Monascus*, der die charakteristische rote Farbe bildet und unter anderem eine Substanz namens Monakolin K bildet, die eine pharmakologische Wirkung besitzt und in größeren Mengen auch giftig sein kann. In Asien wird er zur Behandlung von gastrointestinalen sowie kardiovaskulären Beschwerden verwendet. Das im Rotschimmelreis enthaltene Monakolin K soll den Cholesterinspiegel positiv beeinflussen. Der in seiner Struktur gleiche und medizinische Wirkstoff Lovastatin senkt ebenfalls den Cholesterinspiegel.
Da in unseren Breiten kaum Rotschimmelreis als Lebensmittel vertrieben wird, sondern eher als Nahrungsergänzungsmittel, besteht die Gefahr einer Überdosierung bei unsachgemäßer Zufuhr, insbesondere wenn parallel auch noch cholesterinsenkende Medikamente eingenommen werden.

Heilwirkung und Anwendungen bei Symptomen

Reis oder besser gesagt das Reisöl und Reiswachs werden in der Naturkosmetik als Komponenten von Cremes, Lotions und Seife verwendet. Sie eignen sich aufgrund ihres hohen Anteils an ungesättigten Fettsäuren als natürlicher Inhaltsstoff, um gute Streicheigenschaften der Kosmetika zu ermöglichen, denn ungesättigte Fettsäuren, wie sie in vielen pflanzlichen Ölen vorkommen, erniedrigen den Schmelzpunkt, sodass eine flüssige Konsistenz entsteht. Somit besitzen solche Fette auch den Vorteil, besser in die obersten Hautschichten aufgenommen zu werden, und können dabei helfen, den natürlichen Feuchtigkeitsgehalt der Haut zu erhalten.

Aber auch andere Verarbeitungsstoffe des Reises werden in den asiatischen Kulturen traditionell genutzt. Das Reiswasser, das üblicherweise im Ausguss landet, wird beispielsweise zum Spülen der Haare genutzt. Reismehl wird als mattierender Hautpuder verwendet und inzwischen auch als Zutat in Gesichtspudern von industriellen Herstellern verwendet. Das Reiswachs wird für die Herstellung von Seife verwendet. Da die Reisbestandteile kein allergenes Potenzial besitzen, sind die daraus hergestellten Pflegeprodukte auch eine mögliche Alternative zu konventionellen Pflegeprodukten. Im Folgenden sind einige Do-it-yourself-Anwendungen für Pflegeprodukte aus Reis aufgeführt.

Trockene Haut und Haare

Haut und Haare sind ständigen Einflüssen der äußeren Umwelt ausgesetzt. Wind, Wasser, Licht und Kälte sorgen dafür, dass der Feuchtigkeitsgehalt der Haut über den Tag hinweg mitunter so deutlich abnimmt, dass die Haut anfängt zu spannen und sich sprichwörtlich ausgetrocknet anfühlt. Dies ist durchaus ein natürlicher Prozess, denn über Nacht sollte sich die Haut bei ausreichender Ruhezeit von den Strapazen des Alltags erholen können. Doch zusätzlich ist die zu intensive Anwendung von Seifen und Kosmetika ein weiterer Grund, warum die Haut schneller austrocknen kann. Hinzu kommt auch noch, je nach Empfindlichkeit, eine teilweise reizende Wirkung von bestimmten Inhaltsstoffen in Kosmetika.

Für die Haare gilt das gleiche Phänomen: Shampoos, Haarfärbungen und -tönungen verursachen bei zu häufiger Anwendung trockene Kopfhaut sowie spröde Haare. Natürlich gibt es die passenden Produkte auch gleich mit im Angebot, um mit Cremes, Lotions und Pflegespülungen den schützenden Fettfilm der Haut und die Haut- und Haarstruktur wiederherzustellen.

Zusätzlich ergibt sich bei diesen Anwendungen noch ein weiteres Problem: Nicht selten weisen die Produkte Inhaltsstoffe auf, die ein allergenes Potenzial besitzen. Naturkosmetikprodukte versuchen inzwischen, Abhilfe zu schaffen, sodass auf Zusätze wie Silikone oder bestimmte Duftstoffe verzichtet wird. Das Regal der Naturkosmetik kennt natürlich auch einige Produkte auf Reisbasis, die sich sogar mit mehr oder weniger Aufwand zu Hause selber herstellen lassen. Im Folgenden findet sich eine Auswahl, wie Reis und Reisprodukte für die Pflege von Haut und Haaren eingesetzt werden können.

Reiswasser

In China sind die pflegenden Eigenschaften des Reiswassers natürlich kein Geheimnis. Auf die Spitze treiben es die Frauen des Miao-Stammes im südlichen China. Sie halten sogar den Weltrekord mit ihren oft zwei Meter langen Mähnen. Traditionell wird das Haar dort nur einmal im Leben geschnitten: vor der Hochzeit. Jede Frau kennt das Problem langer Haare, allerdings beginnt das oft schon bei Schulterlänge. Spliss und eine brüchige Haarstruktur stören das Bild der schönen Haarpracht. Vielleicht ist also die Reiswasser-Anwendung einen Versuch wert:

- Einfach eines der leckeren Reisgerichte aus diesem Buch kochen und das bei der Wassermethode übrig bleibende Kochwasser nicht in den Ausguss gießen, sondern in einem Gefäß abgedeckt aufbewahren.
- Das Reiswasser ein bis zwei Tage stehen lassen.
- Dann die Haare gut mit dem Reiswasser »waschen«, anschließend 5 bis 10 Minuten einwirken lassen.
- Mit lauwarmem Wasser auswaschen. Kein Shampoo verwenden!

Haarkur mit Reiskleie für trockene und spröde Haare

Neben der Haarpflege mit Reiswasser lässt sich auch Reiskleie in Form einer Haarkur verwenden.

Dafür benötigt man:
60 g Reiskleie   ¼ l Wasser

Vorbereitung:
Die Reiskleie in einen Waschhandschuh geben und diesen zubinden. Dann mit reichlich Wasser bedecken und langsam aufkochen. 15 Minuten sieden, dann abkühlen lassen.

Anwendung:
- Die Reiskleie aus dem Handschuh nehmen und auf dem frisch gewaschenen Haar verteilen.
- Nach 15 Minuten mit lauwarmem Wasser abspülen.

Reismehl als mattierender Hautpuder

Reismehl lässt sich auch selber herstellen. Dazu am besten weißen oder braunen Reis verwenden. Man benötigt einen Mixer, der auch Getreide verarbeiten kann, das sollte aber bei den Produktspezifikationen eindeutig erwähnt sein. Mindestens ein halbes Pfund, maximal ein Kilo Reis in den Mixer geben und je nach gewünschtem Mahlgrad länger oder kürzer mahlen. Für Hautpuder sollte es allerdings sehr fein sein.

Um nun einen Hautpuder herzustellen, sind nur noch drei Schritte nötig:
- Das selbst gemachte Reismehl oder gekauftes Reismehl, zum Beispiel aus dem Reformhaus, in einen Behälter geben. Einige Tropfen Pflegeöl hinzufügen und vermischen.
- Bei Bedarf können nun auch ein paar Spritzer Parfum für den gewünschten Duft sorgen.
- Zum Schluss den Puder durch ein feines Sieb geben. Kühl lagern.

Reisseife

Seife selber zu machen ist kein Kinderspiel, denn es gibt beim Umgang mit Laugen, die zur Verseifung verwendet werden, ein paar wichtige Sicherheitsregeln zu beachten, damit Mensch und Küche keinen Schaden nehmen. Aber mit den folgenden Regeln kann die eigene Seifenfabrikation starten:

- Zu Ihrem Schutz: Eine Schutz-(Labor)Brille, laugenfeste Gummihandschuhe und ein Laborkittel.
- Zum Schutz der Küche: Die Arbeitsfläche mit Küchenpapier auslegen und Haushaltsessig bereithalten, um etwaige Spritzer schnell zu neutralisieren. Arbeiten Sie möglichst zwischen Spüle und Herdplatte. Die Arbeitsplatte komplett von Lebensmitteln und Gebrauchsgegenständen, die nicht für die Seifenherstellung benötigt werden, frei machen.
- Generell gilt: Fenster öffnen und für guten Luftdurchzug sorgen.

> Warnhinweis: Beachten Sie im Umgang mit Chemikalien unbedingt die Sicherheitshinweise. Für entstehende Sach- oder Personenschäden tragen Sie die Verantwortung.

Nun kann es losgehen. Generell kann jede Art von Seife mit den richtigen Zutaten in der heimischen Küche hergestellt werden. Fast sämtliche Zutaten für Naturseifen sind im Reformhaus zu bekommen. Es können fast alle Fettarten in verschiedenen Kombinationen verwendet werden.

Wenn es um Reisseife geht, sollte natürlich Reiskeimöl dabei sein. Aller-

12 Naturseifen sind im Trend. Selber machen ist gar nicht schwer und einen Versuch wert.

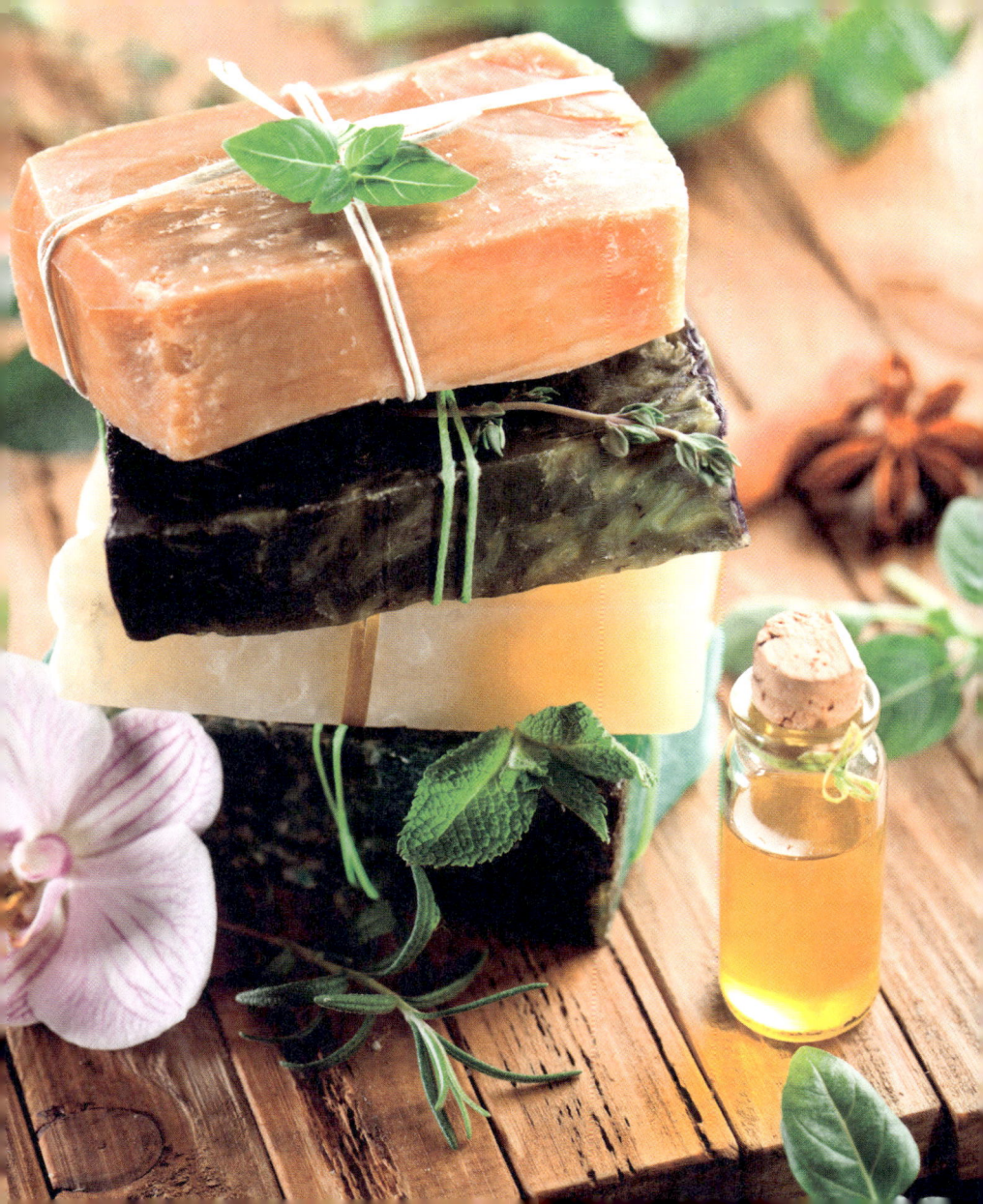

dings macht es auch die Mischung aus. So lassen sich zum Beispiel Kokosfett, Palmfett, Olivenöl oder auch Rapsöl sowie Sonnenblumenöl verwenden. Prinzipiell lässt sich jede Art Fett mit einer Lauge »verseifen«. Es ist am einfachsten, die Menge insgesamt auf 1 Kilogramm einzuwiegen, sodass sich der Aufwand auch lohnt. Harte Fette wie Kokosfett und Palmfett müssen zuerst geschmolzen werden, genauso wie Bienenwachs.

Hier ein Beispiel für die Seifenherstellung, wobei genaue Mengen bitte der Website www.naturseife.de entnommen werden.
Diese Zutaten können beispielsweise verwendet werden: Reiskeimöl, Kokosöl, Palmöl, Sonnenblumenöl, Wasser, Ätznatron

Und so geht's:
- Alle Öle in einen Topf geben. Falls härtere Fette, wie zum Beispiel Kokosfett, verwendet werden, diese erst in einem Topf bei schwacher Hitze schmelzen und dann die schon flüssigen Öle hinzugeben. So kühlt das Gemisch auch wieder schneller ab.
- Das Ätznatron aufs Gramm genau abwiegen. Dabei sauber arbeiten, sodass keine Ätznatron-Kristalle auf der Arbeitsfläche zurückbleiben oder unentdeckt verloren gehen.
- Das Wasser in einen zweiten Topf geben, das Ätznatron langsam in das Wasser einrieseln lassen und fortwährend umrühren, bis die Flüssigkeit wieder klar wird. VORSICHT: Die Flüssigkeit erwärmt sich während des Umrührens rasch, und es bilden sich Dämpfe, die nicht eingeatmet werden sollten, daher diesen Schritt vor offenem Fenster, im Freien oder unter einer Dunstabzugshaube durchführen.

- Tipp: Wenn die Lauge sich auf dem Boden absetzt, einfach mit einem Löffel zerstoßen und weiterrühren. Frische Luft geht immer vor
- Den Topf mit dem flüssigen Fett/Öl in die Spüle stellen. Die Lauge langsam und ohne Spritzer in den Topf mit dem Fett/Öl einfließen lassen und fortwährend umrühren.
- Wenn die Lauge vollständig mit dem Fett/Öl verrührt ist, beginnt die Arbeit erst: Nun wird mit einem Rührlöffel solange gerührt, bis die Flüssigkeit eindickt – allerdings nicht bis zu einer Puddingkonsistenz, sondern »nur« bis zu einer Konsistenz wie etwa Joghurt.
- Die Seifenmasse in die dafür vorgesehenen Formen gießen, am besten mit einem Stück Karton abdecken und bei etwas kühlerer Raumtemperatur ausdicken lassen.

Diese Vorgehensweise ist nur eine Möglichkeit, eine Reisseife herzustellen. Es gibt unzählige weitere Varianten. Inspiration liefert zum Beispiel diese Homepage: www.naturseife.de.

Reispeeling

Diese einfache Rezeptur kann teure Peelingcremes auf natürliche Art und Weise ersetzen. Es werden nur Reiskleie und Wasser benötigt. Reiskleie gibt es in gut sortierten Bioläden oder Reformhäusern.
- So viel Reiskleie mit handwarmem Wasser vermischen, bis die Mischung eine leicht breiige Konsistenz bekommt.
- Nun kann mit dem Peeling begonnen werden, indem die Mischung sanft für etwa 5 Minuten über das Gesicht verteilt wird.

- Anschließend mit lauwarmem Wasser abspülen und eine feuchtigkeitsspendende Creme auftragen.

Reisgesichtsmaske

Wenn es ein Reispeeling gibt, dann gibt es natürlich auch eine Gesichtsmaske auf Reisbasis.

Dafür wird benötigt:

4 EL Reismehl
2 TL Naturjoghurt
2 EL Öl (Reiskeimöl, Oliven-,   Mandel- oder Sesamöl)
2 TL cremigen Honig

Anwendung:
- Alle Zutaten zu einer homogenen Flüssigkeit verrühren.
- Die Gesichtsmaske gleichmäßig auf die Gesichtshaut auftragen.
- Die Gesichtsmaske für 15 Minuten einwirken lassen und anschließend mit warmem Wasser abspülen.

Gesichtswasser auf Reisbasis

Zu guter Letzt kann Reiswasser auch als eine Art Hauttonikum verwendet werden. Dazu kann dieses wie schon bei der Anwendung für eine Haarspülung (siehe Reiswasser, Seite 80) gewonnen werden oder auch bei der Zubereitung nach der Quellmethode (siehe Seite 107), bei der ja kein überschüssiges Kochwasser übrig bleibt.

So geht's:
- Man nimmt ein gut gespültes und verschließbares Marmeladenglas und füllt es zu etwa einem Drittel mit Reis.
- Das Glas wird mit abgekochtem, aber noch lauwarmem Wasser aufgefüllt und über Nacht stehen gelassen.
- Am nächsten Tag lässt sich das Reiswasser mit einem Wattepad auftragen. Der Reis lässt sich natürlich vorgequollen noch zum Kochen verwenden.

Verdauungsprobleme

Verdauungsprobleme können in vielfältiger Art und Weise auftreten. Zumeist ist die Ursache ein Mangel an faserreicher Nahrung, sprich Ballaststoffen. Hinzu kommen noch Bewegungsmangel und damit verbunden ein lahmer Stoffwechsel. Ratschläge, wie man die Ballaststoffzufuhr erhöhen kann, gibt es zuhauf. Dennoch schaffen es die meisten nicht, ausreichend Obst und Gemüse in ihren Speiseplan einzubauen. Auch die stoffwechselaktivierende Bewegung kommt eigentlich immer zu kurz. Reis, vor allem Vollreis, und Reisprodukte wie Reiskleie können zwar nicht alleine dafür sorgen, dass sich diese Faktoren verbessern, aber einen wichtigen Beitrag leisten.

Wie Reis hilft:
- Vollkornreis enthält fast doppelt so viele Ballaststoffe wie weißer Reis.
- Reiskleie ist Ballaststoff pur, inklusive wertvoller Mineralstoffe, Spurenelemente und Protein.
- Reisessig kann den Stoffwechsel anregen, ähnlich wie Apfelessig.

Was Sie tun können:
- Verwenden Sie Reis so häufig wie möglich als Beilage für Ihre Hauptgerichte, und zwar am besten Vollkornreis.
- Reiskleie kann gut mit trockenen Müslimischungen vermischt und dann mit Milch, Saft oder Joghurt verfeinert werden. Beim Backen kann Mehl zu 10 bis 20 Prozent durch Reiskleie ersetzt werden, und beim Kochen kann Reiskleie für Suppen und Soßen verwendet werden. Die Reiskleie kann aber auch einfach über Salat oder Salatsoße oder Joghurt gestreut werden.
- Eine Essigkur mit Reisessig machen.

Essigkur mit Reisessig

Die in vielen Ratgebern empfohlenen Essigkuren können natürlich auch mit Reisessig durchgeführt werden. Auch wenn es keine wissenschaftlichen Beweise dafür gibt, dass eine solche Kur den Stoffwechsel derart anregt, dass die Pfunde nur so purzeln oder die berühmten Schlacken ausgeschieden werden (was auch immer mit dem Wort »Schlacken« von seinem Erfinder gemeint war ...), so muss dieser Form der Kur zumindest zugutegehalten werden, dass Essig jedweder Art ein Naturprodukt ist und somit sicherlich empfehlenswerter als jede Art von Pillen und Pülverchen, die in der Werbung empfohlen werden. Immerhin kann man dem Essig durch seine sauren Eigenschaften einen verdauungsfördernden Effekt nachsagen.

Für eine Essigkur kann man folgendermaßen vorgehen:
- Zweimal täglich einen Teelöffel Reisessig mit einem Glas Wasser mischen und gut umrühren. Falls das Ganze nun zu sehr nach Essig schmeckt, kann man auch noch einen Teelöffel Honig zufügen.

- Zeit: Morgens vor oder nach dem Frühstück und abends vor dem Zubettgehen bietet es sich an. Über einen Zeitraum von einer Woche bis maximal 14 Tage kann die Kur durchgeführt werden. Wo möglich oder nötig kann auch noch zusätzlich Essig beim Kochen verwendet werden.

Tipp: Schreiben Sie Ihre Erfahrungen während der Essigkur auf, die positiven wie auch die negativen. So können Sie am besten beurteilen, wie die Essigkur auf Sie wirkt und was Sie vielleicht zukünftig anders machen könnten.

Reis-Congee nach der Traditionellen Chinesischen Medizin

Congee wurde bereits als eines der möglichen Verarbeitungsprodukte von Reis beschrieben. Hier geht es nun um die Anwendung im Sinne der Traditionellen Chinesischen Medizin. Nach den in der westlichen Schulmedizin vermittelten Lehren sind naturkundliche Heilmethoden für die Linderung von Alltagsbeschwerden geeignet, ersetzen jedoch keine gezielte Therapie einer möglicherweise ernsthaften Erkrankung. In Ländern mit einem weniger flächendeckend ausgebauten Gesundheitssystem wie in Deutschland kommt diesen Heilmethoden allerdings eine teils größere Bedeutung zu als den medizinischen Therapien, wie man sie vor allem in den westlichen Industrienationen gewohnt ist.

Congee wird vor allem in China und Japan mit der Linderung zahlreicher Alltagssymptome in Verbindung gebracht. Dazu wird es auch mit verschie-

denen Zutaten und auch Heilpflanzen kombiniert. Generell sollte es wie folgt angewendet werden:
- In Form einer Congee-Kur, um den Körper zu »entgiften«, das heißt, er regt die Harnbildung an.
- Zur Stärkung während Erholungsphasen, zum Beispiel nach einer Operation oder Erkrankung.
- Als Breinahrung für Kleinkinder oder ältere Menschen mit Schluckbeschwerden. Congee soll auch die Speichelbildung anregen.

Es wird benötigt:
100 g weißer Reis oder Basmatireis   1 großer Topf
1 l Wasser

Zubereitung:
- Den Reis in den Topf geben und das Wasser hinzufügen. Der Topf sollte etwa 3- bis 4-mal so viel Wasser fassen, da der Reis während des Kochens schäumt.
- Den Reis bei schwacher Hitze für 4 Stunden köcheln lassen. Gegebenenfalls auch kürzer oder länger, je nachdem, wie »breiig« Sie den Congee bevorzugen.
- Als Zutat kommen traditionell Milch, Honig, fein geraspelter frischer Ingwer, Datteln, Walnüsse oder Kastanien hinzu.

Bei Fieber wird Congee in der Traditionellen Chinesischen Medizin mit Weizen aufgekocht. Das soll kühlend und fiebersenkend wirken.
Bei leichten Durchfällen und Bauchkrämpfen wird Congee mit fein gehack-

tem Fenchel und Karotten angereichert. Beide Zutaten können bereits mitgekocht werden und sind so noch bekömmlicher. Oder man gibt sie erst zum Ende der Kochzeit dazu, das erhält die Vitamine und Aromen. Die lange Kochzeit kann den Gehalt an Vitaminen eher mindern.

Durchfall

Durchfallerkrankungen können eine ernsthafte Infektion als Ursache haben. Glücklicherweise treten solche Infektionen hierzulande extrem selten auf. In jedem Fall ist unverzüglich eine ärztliche Versorgung notwendig, denn der schnelle Flüssigkeitsverlust kann ernsthafte gesundheitliche Folgen haben. Ungleich häufiger treten trotz aller Hygienebestrebungen temporäre Durchfälle auf, die durch Escherichia coli verursacht werden, einem Darmbakterium, das zur natürlichen Darmflora eines jeden Menschen gehört und dort in der Regel keinen Schaden anrichtet. Leider kommt es ab und an vor, dass es im Trink- oder Nutzwasser landet sowie durch Schmierinfektionen bei mangelnder Händedesinfektion beziehungsweise -reinigung zusätzlich von außen in den Körper gelangt. Dann kann es zu einer explosionsartigen Vermehrung im Verdauungstrakt kommen. Mit den bekannten Folgen.

Wie kann Reis helfen?
Reis hat bekanntlich quellende Eigenschaften. Somit sorgt er für die Bindung von Wasser auch im Darm und kann Durchfall auf natürliche Weise entgegenwirken. Dazu kann Reis oder auch Reismehl verwendet werden.

Und so geht's:

1 Tasse Reis   ½ TL Kochsalz
2 Tassen Wasser

- Das Wasser mit dem Salz zum Kochen bringen und dann den Reis hinzufügen.
- Den Reis so lange quellen lassen, bis kein Wasser mehr zu sehen ist.
- Drei Mal über den Tag verteilt eine Portion Reis zu sich nehmen, bei Bedarf für den nächsten Tag wieder eine neue Ration zubereiten.

Oder die Variante mit Reismehl:

60 bis 80 g Reismehl   ½ TL Kochsalz
1 l Wasser

- Das Wasser mit dem Kochsalz zum Kochen bringen und dann nach und nach das Reismehl unterrühren.
- Die Reismehllösung für 7 bis 8 Minuten kochen lassen, sodass sich eine Art Brei ergibt.
- Drei Mal über den Tag verteilt eine Portion des Breis zu sich nehmen und bei Bedarf am nächsten Tag wieder eine neue Ration zubereiten.

Heilwirkung und
Anwendungen bei Symptomen

Gicht und Hyperurikämie

Gicht wird gerne als eine Wohlstandskrankheit bezeichnet, weil sie im Zusammenhang mit dem hohen Konsum von Fleisch und Wurstprodukten häufiger auftritt. Solche Lebensmittel waren lange Zeit tatsächlich Zeichen von Wohlstand und gutem Lebensstandard. Dabei liegt es nicht alleine am Fleisch, vielmehr sind es die sogenannten Purine, die einen Gichtanfall begünstigen können. Diese können allerdings auch in pflanzlichen Lebensmitteln vorkommen, insbesondere in Hülsenfrüchten.

Ein Auslöser für einen akuten Gichtanfall ist am Ende ein zu hoher Harnsäurespiegel im Blut. Alkohol kann sich bei Gicht ebenfalls ungünstig auswirken. Harnsäure wird im Organismus aus den Purinen in der Nahrung gebildet und kann sich in Form von Harnsäurekristallen in den Gelenken oder in den feinen Blutgefäßen der Nieren oder auch des Herzens ablagern. Die Ablagerungen in den Gelenken, häufig ist das Großzehengrundgelenk betroffen, führen bei einem akuten Gichtanfall zu extrem starken Schmerzen, die durch eine Entzündungsreaktion hervorgerufen werden und auch das Gelenk dauerhaft schädigen können.

Ein hoher Harnsäurespiegel wird zumeist durch eine verminderte Ausscheidungsfähigkeit der Niere für Harnsäure bedingt, wobei die Niere ansonsten vollkommen normal funktioniert. In manchen Fällen kann auch eine verminderte Aktivität eines bestimmten Enzyms im Purinstoffwechsel die Ursache sein.

Ein akuter Gichtanfall muss medikamentös behandelt werden. Über die Ernährung kann allerdings auf den Harnsäurespiegel Einfluss genommen werden. Es reicht jedoch nicht alleine, auf eine fleischarme beziehungsweise auf eine purinarme Diät auszuweichen. Vielmehr gilt es, auch den Proteingehalt in der Diät zu erhöhen, zum Beispiel durch Milch und Milchprodukte. Eine pflanzlich basierte Kost mit komplexen Kohlenhydraten ist eine weitere wichtige Grundlage. Hier bietet sich Reis, insbesondere Vollreis, natürlich ebenfalls an.

Wie können Reis und Reisprodukte helfen?
- Reis enthält keine Purine und liefert gleichzeitig wertvolle Nährstoffe.
- Reis kann eine fleischreduzierte Diät unterstützen und satt machen.

Was Sie tun können
Bauen Sie Reis möglichst oft in die Hauptmahlzeiten ein. Folgende Reiszubereitungen bieten sich als Grundlage an, da sie keine Purine enthalten und beliebig mit Gemüse ergänzt werden können.

Kräuterreis (etwa 231 kcal)

50 g Reis	½ Bund Petersilie
5 g Pflanzenöl	

Den Reis in dem Öl mit der Petersilie goldgelb rösten und mit der doppelten Menge Wasser aufkochen. Anschließend für ca. 30 Minuten weich dünsten.

Curryreis (etwa 415 kcal)

100 g Reis	2 TL Currypulver
5 g Pflanzenöl	1 Prise Salz

Den Reis mit dem Öl goldgelb rösten und mit der doppelten Menge Wasser, dem Curry und dem Salz aufkochen. Das Ganze für ca. 30 Minuten weich garen.

Curryreis kalorienarm (etwa 184 kcal)

50 g Reis
1 TL Currypulver
1 Prise Salz

Den Reis mit dem Currypulver und dem Salz mischen und kurz anrösten. Die doppelte Menge Wasser hinzufügen und aufkochen lassen. Für etwa 30 Minuten weitergaren.

Paprikareis (etwa 296 kcal)

10 g Zwiebel
50 g Paprika, rot
50 g Reis
10 g Öl

Die Zwiebel in kleine Würfel schneiden, ebenso die Paprika. Den Reis zusammen mit dem Gemüse im Öl anrösten. Anschließend mit dem Wasser aufkochen und für etwa 30 Minuten weitergaren.

Zu hoher Cholesterinspiegel

Ein erhöhter Cholesterinspiegel stellt einen Faktor für ein erhöhtes Risiko von Herz-Kreislauf-Erkrankungen dar. Der Einfluss des Cholesterins wurde zwar in den letzten zwanzig Jahren zwischen extrem hoch und moderat hin und her gehandelt, einig ist man sich aber inzwischen, dass man Nahrungscholesterin nicht mehr meiden muss wie der Teufel das Weihwasser. Jedenfalls solang der Cholesterinspiegel im normalen Bereich liegt und der Mensch ansonsten gesund ist, denn der Körper kann gar nicht ohne Cholesterin leben, da es als Vorstufe vieler Hormone und von Vitamin D dient. Zu diesem Zweck stellt er es sogar selber her, und zwar angepasst an die Zufuhr mit der Nahrung. Ergo: je mehr über die Nahrung aufgenommen wird, desto weniger muss der Körper selber herstellen und anders herum.

Anders sieht es aus, wenn der Fettstoffwechsel grundlegend gestört ist oder eine familiär bedingte Störung des Lipoproteinstoffwechsels besteht. Letzterer wurde bekannt durch seine prominentesten Vertreter: LDL- und HDL-Cholesterin, das »böse« und das »gute« Cholesterin. Lipoproteine bestehen, wie der Name schon sagt, aus Lipiden (Fetten) und Proteinen. Je nach Zusammensetzung verändert sich ihre Dichte, wodurch man von Low-Density- und High-Density-Lipoprotein spricht. Letzteres ist dafür zuständig, Lipide, die sich nicht im Blut lösen würden und in den Körperzellen nicht benötigt werden, über den Blutstrom zur Leber zu transportieren, während LDL die Lipide von der Leber über den Blutstrom zu den Körperzellen transportiert. Es lässt sich bereits jetzt erkennen: Wenn deutlich mehr LDL als HDL vorliegt, und zwar mehr als im Verhältnis 3,5 zu 1, werden mehr Lipide und Cholesterin im Blutkreislauf transportiert, als zurück zur Leber gelangen. So wird die Entstehung von sogenannten Plaques begünstigt, was letztlich zu Arteriosklerose führen kann und das Risiko für einen Gefäßverschluss mit der Folge eines Herz- oder Hirninfarkts erhöht.

Nun ist Nahrungscholesterin nur in tierischen Lebensmitteln enthalten, was die Sache schon einmal vereinfacht, wenn es darum geht, zu hohe Cholesterinwerte zu senken. Reis kann dabei als wertvolle Nahrungsgrundlage dienen, da er kein Cholesterin enthält und zudem mit Ballaststoffen und Antioxidantien weitere Eigenschaften besitzt, die den Folgen eines erhöhten Cholesterinspiegel entgegenwirken können.

Wie können Reis und Reisprodukte helfen?
- Insbesondere Vollkornreis kann als Basis vieler Hauptmahlzeiten einen positiven Effekt auf die Ballaststoffzufuhr haben und den Cholesteringehalt der gesamten Diät senken helfen.
- Reiskleie hat in verschiedenen Untersuchungen zu einer Senkung des Cholesterinspiegels um 7 Prozent beitragen können, wenn über mindestens drei Wochen etwa 100 Gramm pro Tag eingenommen wurden.
- Reiskeimöl mit seinem hohen Gehalt an Vitamin E und Polyphenolen, wie dem nur im Reis vorkommenden Gamma-Oryzanol, kann den Cholesterinspiegel ebenfalls positiv beeinflussen.

Was Sie tun können:
- Reiskleie kann gut mit trockenen Müslimischungen vermischt und dann mit Milch, Saft oder Joghurt verfeinert werden. Beim Backen kann Mehl zu 10 bis 20 Prozent durch Reiskleie ersetzt werden, und beim Kochen kann Reiskleie für Suppen und Soßen verwendet werden. Die Reiskleie kann aber auch einfach über Salat oder Salatsoße oder Joghurt gestreut werden.
- Nutzen Sie Reiskeimöl für Salate und zum Kochen. Ein Esslöffel Reiskeimöl täglich kann zusätzlich unterstützend wirken.
- Kochen Sie cholesterinarm mit Reis. Im Folgenden sind dazu einige Rezepte aufgeführt, die sich speziell für eine cholesterinarme Ernährung eignen.

Kirsch-Nuss-Pilaw

Dieses Gericht eignet sich ebenfalls für die Ernährung bei Gicht, Diabetes und Herzerkrankungen.

Für 4 Portionen (610 kcal pro Portion)*:*

1 EL Sonnenblumenöl
1 Zwiebel, dünn geschnitten
350 g Langkornreis, Vollkorn
Salz und Pfeffer
1 EL Butter
40 g Pinien-, Sonnenblumen- und Kürbiskerne
40 g geschälte Mandeln
3 Selleriestangen, fein aufgeschnitten
250 g entkernte Kirschen
1 TL Zimt
700 ml Wasser
Safran und Kurkuma nach Belieben
evtl. Zitronensaft

Das Öl in einer tieferen Pfanne erhitzen und dann die geschnittene Zwiebel anschwitzen.

Den Reis, etwas Salz und Pfeffer, Butter, Kerne und Mandeln in die Pfanne geben und 5 Minuten anbräunen.

Sellerie, Kirschen und Zimt hinzufügen und mit Wasser aufgießen. Das Ganze einmal aufkochen und dann für 25 Minuten ziehen lassen.

Wenn der Reis fertig ist, kann er noch mit etwas Zitronensaft abgeschmeckt werden.

Reis-Karotten-Datschi

Diese Reisdatschis werden mit Reiskleie zubereitet und liefern so eine Extraportion Ballaststoffe, was nicht nur positiv für den Cholesterinspiegel ist, sondern auch die Verdauung fördert. Mit einem Dip zusammen eignen sie sich als Hauptmahlzeit, gehen aber auch als Beilage durch.

Für 4 Portionen (etwa 150 kcal pro Portion (je 2 Datschis)):

½ Tasse Reiskleie	1 Tasse geriebene Möhren
2 Frühlingszwiebeln	½ Löffel Currypulver
1 Tasse fertig gegarter Reis	2 Eiweiß

Die Reiskleie zu feinem Mehl verarbeiten, die Frühlingszwiebeln in feine Ringe schneiden. Beide Zutaten und die weiteren Komponenten in eine Schüssel geben und zu einer festen Masse verkneten. Aus der Masse kleine Küchlein formen und diese in einer beschichteten Pfanne ohne Fett von beiden Seiten und bei mittlerer Hitze anbacken. Häufig wenden.

Zweistromland-Reis mit Linsen

Reis und Linsen ergänzen sich hervorragend. Reis liefert komplexe Kohlenhydrate sowie Mineralien und Linsen hochwertiges Eiweiß.

Für 6-8 Portionen (etwa 66 kcal pro Portion):

2 Karotten	½ TL Safran
1 EL Olivenöl	½ TL Honig
½ Tasse Linsen	1 Prise Pfeffer
1 Tasse Langkornreis	3 Tassen Wasser

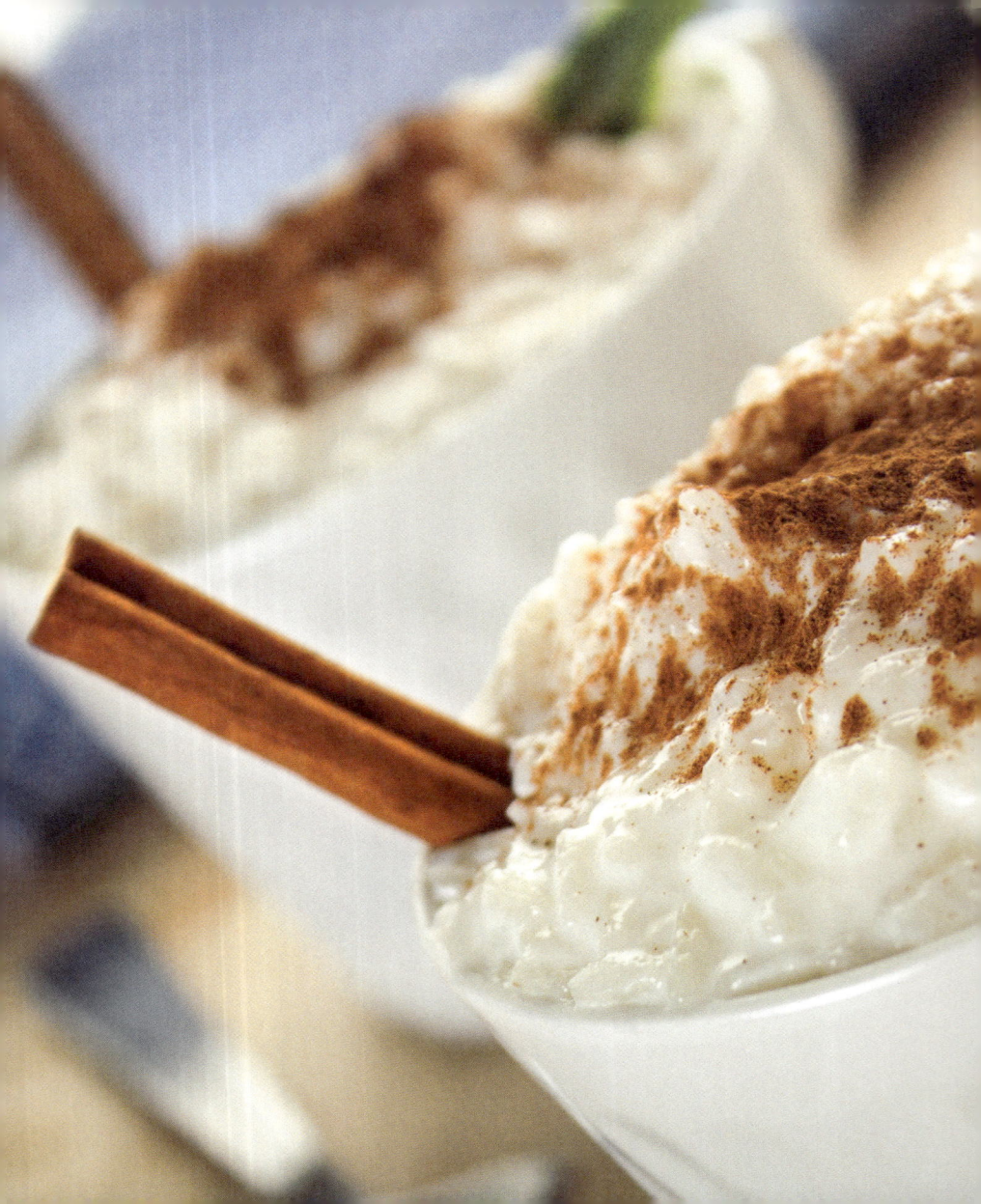

Die Karotten in kleine Würfel schneiden. Das Öl in einen Topf geben. Sämtliche weiteren Zutaten hinzufügen, gut durchmischen und mit etwas Pfeffer würzen.
3 Tassen Wasser hinzufügen und das Ganze langsam bei mittlerer Hitze zum Kochen bringen und zugedeckt köcheln lassen, bis das gesamte Wasser aufgesogen ist. Anschließend das Gericht in vollen Zügen genießen.

Reis-Porridge
Porridge ist ein beliebtes Gericht in der diätetischen Behandlung und Prävention von Herz-Kreislauf-Erkrankungen. Diese Variante bindet neben dem gewohnten Hafer auch Reis ein.

Für 1 Portion (etwa 300 kcal pro Portion)*:*

3 EL Haferkleie	¼ Tasse Rosinen
3 EL Reiskleie oder Reisflocken	1 TL brauner Zucker
1 Tasse Magermilch	1 Prise Zimt

Die Haferkleie und Reisflocken beziehungsweise Reiskleie in einen Topf geben und leicht anrösten. Dabei immer schön mit einem Küchenlöffel umrühren, damit nichts anbrennt. Wenn ein angenehmer Hafer-Röstgeruch entsteht, ist es bereits ausreichend.
Die Milch und die Rosinen hinzufügen und das Ganze einmal aufkochen lassen (nicht überkochen lassen). Anschließend noch für einige Minuten quellen lassen und gelegentlich umrühren.
Zum Servieren mit Zucker und etwas Zimt bestreuen.

13 Zimt verfeinert nicht nur Milchreis,
sondern auch andere leckere Reisgerichte.

Schwere Beine und Wassereinlagerung

Nach einem langen Tag sind die Beine schwer, und der Sockenbund hinterlässt sein Muster an den Fußfesseln. Ein klares Anzeichen von zu wenig Bewegung über den Tag hinweg, weil man vielleicht berufsbedingt zu viel sitzt. Aber auch ein schwaches Gefäßsystem begünstigt die Bildung von lokalen Wassereinlagerungen (Ödemen). Generell kommen auch Grunderkrankungen infrage, die zu Wassereinlagerungen führen können, zum Beispiel, wenn der Elektrolythaushalt gestört ist oder auch das Herz nicht mehr so kräftig pumpt.

In der Regel pumpen die Venen das Blut zurück zum Herzen und müssen dabei von den Fußspitzen aus gegen die Schwerkraft arbeiten. Die Venenklappen verhindern normalerweise, dass das Blut wieder zurückfließt, bevor es am Herz angekommen ist. Zusätzlich wirkt sich gehende und laufende Betätigung als eine Art Muskelpumpe aus, die bei jeder Kontraktion noch mal beim Kampf gegen die Schwerkraft nachhilft. Stehende und sitzende Tätigkeiten sind also besonders ungünstig für die Funktion des Gefäßsystems.

Mit dem Alter lässt die Elastizität der Gefäßwände und Venenklappen nach, sodass tendenziell mehr Blut in den Beinen versackt als zuvor. Die Folgen sind zunächst dicke Knöchel. Irgendwann können auch Krampfadern entstehen. Gegenlenken und vorbeugen kann man nur mit mehr Bewegung, Beine hochlegen und Lymphdrainagen sowie Kompressionsstrümpfen, zum Beispiel bei langen Flugreisen. Zusätzlich kann es helfen, die natürliche »Entwässerung« durch Anregung der Nierenfunktion zu unterstützen. Hier kommt Reis ins Spiel.

Durch den relativ hohen Gehalt an Kalium kann Reis die Harnbildung stimulieren. Der Niere kommt im Organismus die Aufgabe zu, den Kalium-Haushalt im Gleichgewicht zu halten, indem sie bei einem Mangel vermehrt Kalium zurückhält und bei einem Überschuss Kalium vermehrt mit dem Urin ausgeschieden wird. Sowohl ein Mangel als auch ein Überschuss kann zu lebensbedrohlichen Zuständen führen, da unter anderem auch die Reizweiterleitung der Nervenzellen und des Herzens auf Kalium angewiesen ist. Wenn zusätzlich Kalium ausgeschieden werden muss, stimuliert das die Nierenfunktion und damit die Harnbildung. Ein Reistag kann daher die Beseitigung von Ödemen unterstützen.

> Achtung!
> Personen mit einer Nierenfunktionsstörung sollten generell auf die Einhaltung der Kaliumbilanz achten, da überschüssiges Kalium dann nicht ohne Weiteres ausgeschieden wird.

Für einen Reistag benötigen Sie folgende Zutaten:

200 g Reis	2 Tomaten
1 Apfel	½ Bund Petersilie
1 Grapefruit oder Orange	1 Portion Apfelmus

Vorgehensweise:
- Den Reis mit der doppelten Menge Wasser zubereiten. Dabei kein zusätzliches Salz verwenden.
- **Morgens:** Apfel und Grapefruit beziehungsweise Orange zum Frühstück

verzehren. Alternativ passen natürlich auch Birnen oder im Sommer Melone.
- **Mittags:** Den Reis zubereiten, sodass er am Ende schön trocken ist. Die Menge Reis in zwei Portionen teilen. Die Tomaten dünsten und die Petersilie fein hacken. Das Ganze gut mit der einen Hälfte des Reises vermischen. Fertig.
- **Abends:** Die zweite Portion Reis mit dem Apfelmus servieren.

Solch ein Reistag kann ein- bis zweimal die Woche eingebaut werden und regt die Nierenfunktion an. Dabei kann selbstverständlich bei den Gemüsen und beim Obst variiert werden. Kochsalz sollte aber auf jeden Fall vermieden werden.

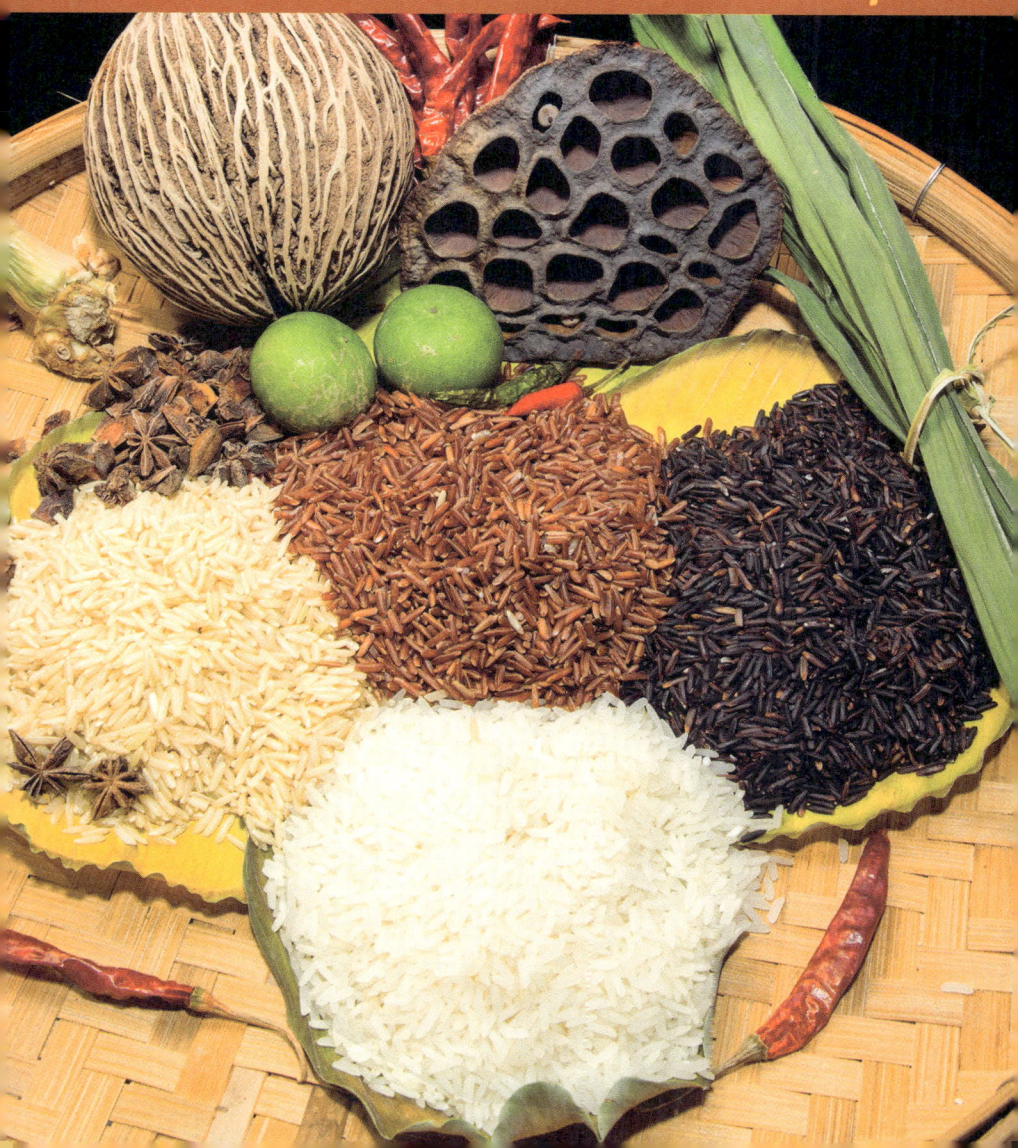

Rezepte

Rezepte

Der Rezeptteil ist nach Regionen beziehungsweise Ländern eingeteilt, sodass die gesamte Vielfalt der Reiszubereitung zur Geltung kommt. Außerdem gibt es generelle Tipps zur Zubereitung, denn Reis ist nicht immer gleich Reis …

Reis international

Doch zunächst ein kleiner Überblick, wo in der Welt Reis seinen Platz in der Kochkultur gefunden hat. Neben den asiatischen Ländern, wo zumeist Langkornreis für alle möglichen Zubereitungen von Suppen bis Süßspeisen verwendet wird, ist Reis durch seine vielseitigen und Zubereitungs- und Kombinationsmöglichkeiten auch in Afrika, Amerika und Europa sehr beliebt.
Ein bekanntes Beispiel stammt aus der kreolischen Küche, dies ist die Küche aus der Gegend um Louisiana und hat auch starke Einflüsse aus der Karibik: die Jambalaya. Dabei wird Reis mit Fleisch und Gemüse, zum Beispiel Paprika, Staudensellerie und Zwiebeln, geschmort. Dazu wird in der Regel Langkornreis verwendet. Ein weiteres Langkornreis-Gericht aus diesem Einflussgebiet ist das Gumbo, das mit Fisch oder Geflügel zubereitet wird.
Auch in Australien ist Reis durchaus ein Begleiter vieler interessanter Gerichte, die ursprünglich aus England stammen oder aus anderen Einwandererländern. Kadgeree ist beispielsweise ein Pfannengericht, bei dem Langkornreis, Fisch und Eier die Grundlage bilden. Mit etwas Curry abgeschmeckt

bekommt es einen exotischen Touch. Im Orient und in Nordafrika ist Reis als »Pilaw« bekannt, wie auch in der Türkei. Die Gerichte werden in der Regel mit Nüssen, Trocken- und Hülsenfrüchten angereichert und dann pikant gewürzt, zum Beispiel mit Kardamom, Zimt und Sternanis. Reisgerichte werden als Kranz angerichtet und in die Mitte werden Fleisch und/oder Gemüse drapiert. Als Beilage ist Reis in seiner puren Form ebenfalls oft anzutreffen.
In Europa wird vor allem Mittelkornreis verzehrt. Bekannte Gerichte sind Paella und Risotto, die nur mit dieser Reisart gelingen. Der bereits erwähnte Carmargue-Reis ist eine absolute Ausnahme und durch seine rote Farbe ein bisschen exotisch.
In Osteuropa gibt es ebenfalls zahlreiche verschiedene Zubereitungsformen. Bekannt ist natürlich der Djuvecreis. Noch weiter südöstlich beginnen dann schon die Reiskulturen Griechenlands und die schon erwähnte Türkei, wo Orient und Okzident aufeinandertreffen.

Zubereitung und praktische Fragen

Die Zubereitung von Reis kann sich je nach Sorte oder gewünschter Konsistenz unterscheiden. Grundsätzlich gibt es zwei Möglichkeiten der Zubereitung.

Die Quellmethode

Es werden 2 Teile Wasser zum Kochen gebracht, eine Prise Salz und 1 Teil Reis in das kochende Wasser gegeben. Die Hitze sollte dann nur noch schwach sein. Der Reis wird so lange gegart, bis das Wasser vollständig von den Reiskörnern aufgenommen wurde. Bei vielen Kochherden macht es auch Sinn, die Herdplatte ganz auszuschalten und mit der Resthitze zu garen. So kann vermieden werden, dass der Reis doch am Boden anbrennt.

Die Wassermethode

Bei dieser Methode wird deutlich mehr Wasser verwendet, da 6 Teile Wasser auf 1 Teil Reis kommen. Das Wasser wird wie bei der Quellmethode mit einer Prise Salz zum Kochen gebracht und dann der Reis hinzugegeben. Man lässt den Reis nun so lange ohne Deckel bei schwacher Hitze köcheln, bis die Reiskörner weich, aber noch ein wenig kernig sind. Anschließend wird der Reis über ein feines Sieb abgegossen und sofort wieder zurück in den Topf gegeben, wo er mit der Resthitze kurz trocken gedämpft wird.

Menge

Nach offizieller Definition gilt: 1 Portion entspricht 62,5 Gramm ungekochtem Reis. 2 Portionen entsprechen somit 125 Gramm und so weiter.

Reisaufbewahrung

Ungekochter Reis ist sehr gut haltbar, eine trockene und dunkle Aufbewahrung ist aber dennoch zu empfehlen, um den Nährstoffgehalt zu bewahren und etwaige Schimmelbildung zu vermeiden. Gekochter Reis kann hervorragend eingefroren werden und behält so seine Bissfestigkeit. In der Mikro-

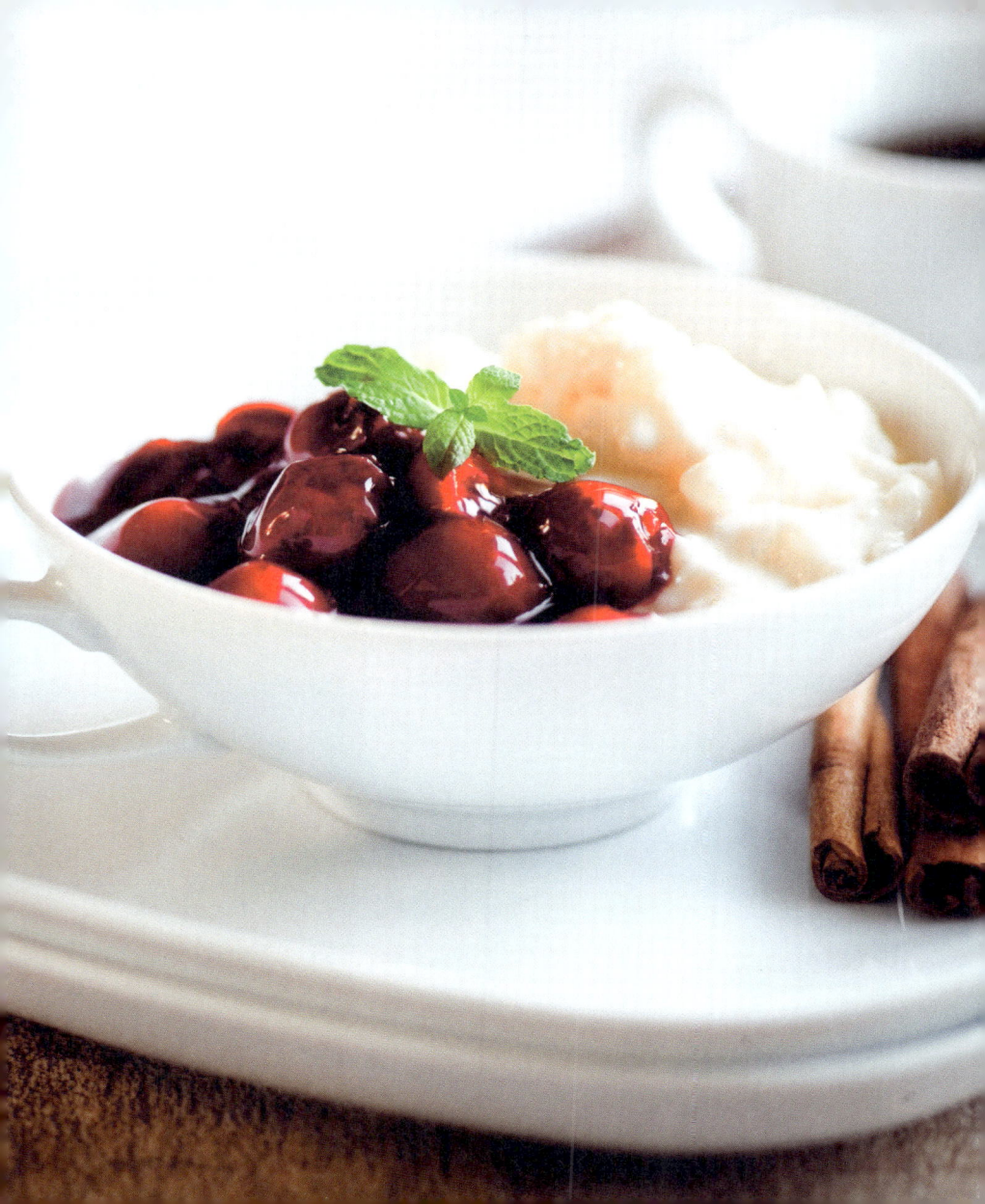

welle lässt er sich schnell servierfertig machen oder alternativ kurz in kochendes Wasser geben und anschließend über ein Sieb abschütten.

Sonderfall Milchreis

Milchreis ist, wie der Name schon sagt, in Milch statt in Wasser gegart. Dabei wird 1 Liter Milch zunächst mit einer Prise Salz erhitzt, bis sie leicht köchelt, dann 250 Gramm Milchreis hinzugeben und das Ganze etwa 40 Minuten bei geringer Hitze garen lassen und häufig umrühren. Durch die Milch brennt er sehr schnell an. Zum Schluss kann für die Süße Zucker, Honig oder auch Obst hinzugefügt werden. Neben dem speziellen Milchreis lässt sich auch Langkornreis für die Zubereitung von Milchreis verwenden. Da er aber nicht so ein gutes Quellvermögen hat, wird er allerdings nicht so klebrig und cremig. Und er gart länger als Milchreis. Risottoreis eignet sich ebenso für einen Milchreis.

Milchreis kann auch wunderbar mit einem Risottoreis, also einem Mittelkornreis, hergestellt werden. Besonders für die Zubereitung in der Mikrowelle oder im Backofen eignet er sich hervorragend, da Risottoreis dabei nicht verklebt und einen angenehmen Biss hat. Für die Zubereitung von Milchreis im Backofen 500 Milliliter Milch mit dem Mark einer Vanilleschote aufkochen lassen. 125 Gramm Risottoreis in einem Topf in Rapsöl anschwitzen, mit der kochenden Vanillemilch auffüllen, Zucker nach Belieben zufügen und kurz aufkochen lassen. Den Reis dann zugedeckt für ca. 20 Minuten im auf 120 °C vorgeheizten Backofen unter gelegentlichem Rühren bissfest garen.

Brasilien

In Brasilien gehört Reis als Beilage oder Komponente von verschiedenen Gerichten quasi zur täglichen Nahrungsaufnahme dazu – wie in den meisten Ländern Latein- und Südamerikas.

Brasilianischer Reis als Beilage
Wer Reis als Beilage auf brasilianische Art kochen will, verwendet folgende Zutaten:

½ halbe Zwiebel
Knoblauch nach Geschmack
1 EL Olivenöl

1 Tasse Reis
2,5-fache Menge Wasser

Die Zwiebel klein würfeln. Den Knoblauch ebenfalls klein hacken.
Beide Zutaten mit dem Öl in einem Topf anschwitzen und nach kurzer Zeit den Reis hinzugeben. Gut durchmischen.
Die Mischung für zwei bis drei Minuten weiter anschwitzen lassen, bis der Reis beginnt, etwas glasig zu werden.
Mit dem Wasser ablöschen, warten, bis es wieder zu köcheln beginnt und dann auf kleinster Stufe so lange ziehen lassen, bis das Wasser vollständig durch den Reis aufgenommen wurde.

Tipp: Wer regelmäßig Zwiebeln, Knoblauch und Petersilie als Gewürzgrundlage verwendet, für den ist das folgende brasilianische Rezept für eine Tempero (Portugiesisch für Gewürz) interessant.

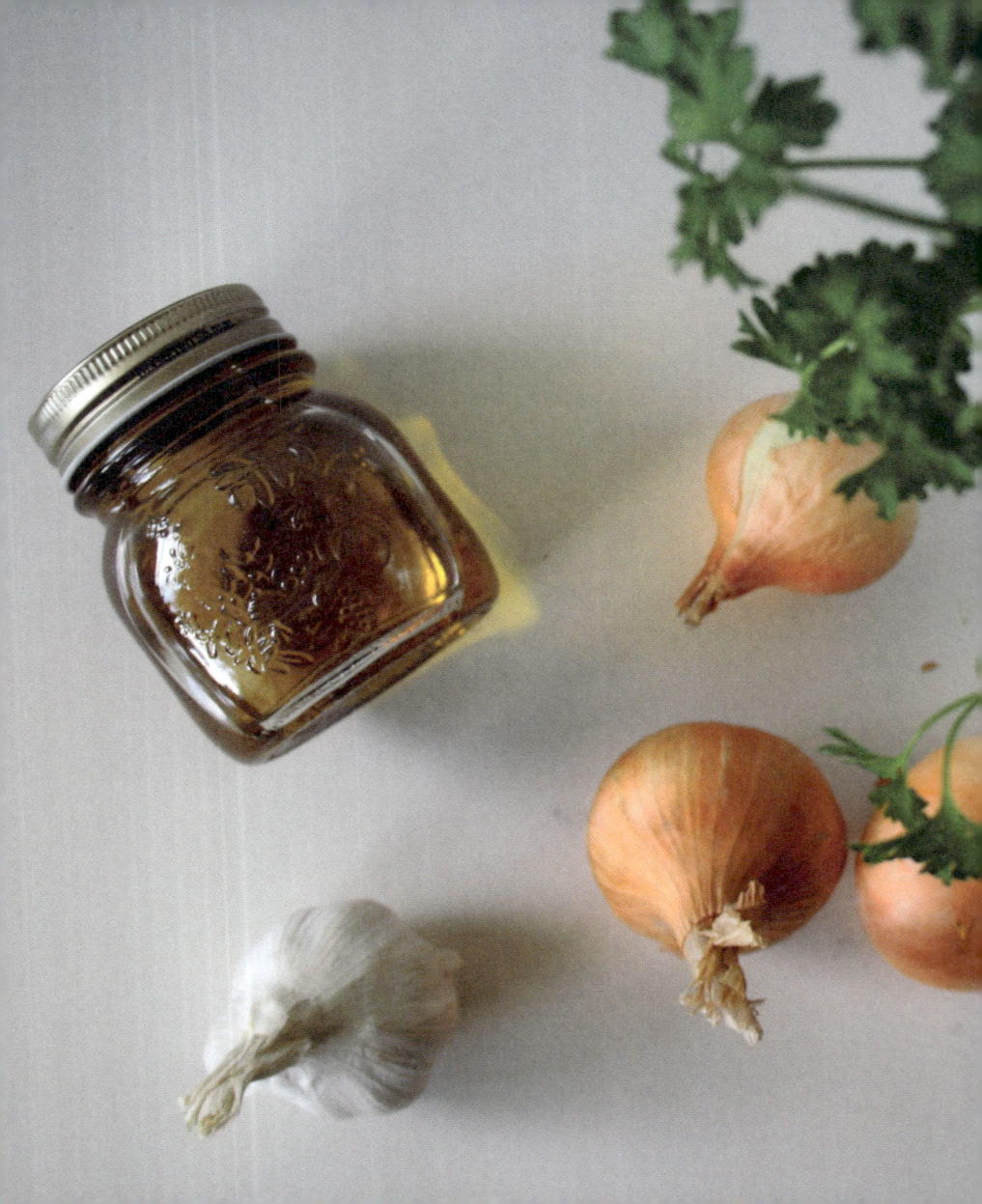

Tempero da Marjorie

2 kg Zwiebeln
6 Knoblauchzehen
1 Bund Petersilie
2-3 EL Öl

Die Zwiebeln schälen und den Knoblauch häuten. Die Zwiebeln grob vierteln. Die Petersilienblätter fein hacken.
Alle Zutaten bis auf das Öl in ein Küchengerät geben. Falls die Menge zu groß ist, portionsweise vorgehen. Die Zutaten gründlich zerkleinern.
Die Masse in eine große Schüssel geben und mit dem Olivenöl durchmischen. Die fertige Tempero da Marjorie in gut verschließbare Gläser geben. Sie kann im Kühlschrank ohne Probleme über Wochen aufbewahrt werden. Fürs Kochen spart man sich nun das Zwiebelschälen. Ein bis zwei Esslöffel Tempero reichen aus, um eine aromatische Grundlage zu bilden – nicht nur zum Reiskochen geeignet!

China

China als Reisland Nr. 1 kennt eine große Anzahl von Reisgerichten, dennoch ist Reis auch eine simple Beilage vieler Gerichte.

Gebratener Reis mit Hühnerfleisch

Diese Zubereitungsvariante ist nicht nur in China beliebt, sondern auch in Indonesien, Thailand und Indien, wo Reis ebenfalls gerne gebraten wird. Man sollte dazu allerdings einen Langkornreis sehr guter Qualität verwenden, zum Beispiel Basmatireis.

16 Tempero ist ein brasilianisches Gewürz, das man wunderbar selbst herstellen kann.

Für eine Portion (etwa 360 kcal)*:*

½ Hühnerbrustfilet	¼ Karotte
¼ Knoblauchzehe	¼ Paprika
1-2 EL Erdnussöl	1 EL Sojasoße
25 g Langkornreis	Cayennepfeffer
50 g Wasser	Salz
25 g gekochten Schinken	2 Stängel Petersilie
1 Frühlingszwiebel	

Das Hühnerbrustfilet in feine Streifen schneiden. Den Knoblauch fein hacken und mit dem Erdnussöl zu einer Marinade anrühren, dann die Hühnerbrustfiletstreifen gut damit durchmischen und für 3 Stunden einlegen.

Den Reis zwischenzeitlich vorbereiten, indem er mit dem Wasser aufgekocht wird, aber nur so lange ziehen lassen, dass er noch richtig körnig bleibt. Dabei gelegentlich umrühren, sodass der Reis nicht verklebt.

Den gekochten Schinken in Streifen schneiden, die Frühlingszwiebel ebenfalls in Röllchen schneiden. Die Karotte schälen und in dünne Stifte schneiden. Auch die Paprikaschote wird in dünne Streifen geschnitten.

Den Schinken in einer Pfanne kurz anbraten und zur Seite legen. Dann etwas Erdnussöl in der Pfanne erhitzen und das zerkleinerte Gemüse darin bei starker Hitze anbraten.

Dann den angebratenen Schinken, das marinierte Hühnerfleisch und den Reis dazugeben, mit Sojasoße, Cayennepfeffer sowie Salz würzen und dann das Ganze unter Umrühren durchbraten.

Zum Servieren die Petersilie fein hacken und darüber verteilen.

Indien

In Indien wird Reis immer als Beilage angeboten, um allein die vielen Curry-Varianten mit ihren pikanten Soßen zu verfeinern. Aber es gibt natürlich auch klassische Reisgerichte.

Mulligatawny
Dieses Reisgericht stammt eigentlich aus Südindien, wurde aber vielfach adaptiert. Unter anderem von den englischen Kolonialherren, die übrigens auch das Currypulver erfanden.

Für eine Portion (etwa 600 kcal):

½ Zwiebel	60 g Karotten
1 Knoblauchzehe	1 Frühlingszwiebel
1 Suppengrün	40 g Spinat
1 kleines Stück Ingwer	¼ Boskop-Apfel oder eine andere
½ Petersilienwurzel	saure Sorte
750 ml Wasser	60 g gekochter Schinken
1 großer Hühnerschenkel	½ Zitrone
30 g Langkornreis (hierfür 50 ml Wasser extra)	¼ EL Butter
	½ EL Currypulver

Die Zwiebel und den Knoblauch schälen und mit dem Suppengrün grob hacken. Den Ingwer sowie die Petersilienwurzel ebenfalls schälen und klein hacken.
Alles zusammen mit dem Wasser zum Kochen bringen und den Hühner-

schenkel hinzugeben. Bei geringer Hitze für etwa 45 Minuten kochen lassen. Dann den Hühnerschenkel rausnehmen und das Fleisch lösen

Den Reis aufkochen und dann etwa 15 Minuten ziehen lassen. Die Gemüsebrühe in einer Schüssel zur Seite stellen.

Die Karotten schälen und in feine Scheiben schneiden, ebenso die Frühlingszwiebel in fingerbreite Stücke schneiden. Den Spinat verlesen und klein hacken. Den Apfel schälen und würfeln. Den Schinken in schmale Streifen schneiden und die Zitrone auspressen.

Etwas Butter in einem großen Topf zerlassen und das Currypulver hinzugeben. Alle Zutaten aus dem vorherigen Schritt in den Topf geben und bei mittlerer Hitze andünsten für etwa 3 Minuten.

Nun werden das Gemüse, die Gemüsebrühe, das Fleisch und der Spinat in die Curryschwitze gegeben, gut gemischt und noch mal 5 Minuten ziehen gelassen.

Man kann auch den Reis untermischen, allerdings wird er dann mit der Zeit weich. Auch wenn das der Tradition entspricht, bietet es sich an, jeweils portionsweise zu mischen.

Indonesien

Die indonesische Küche kennt viele Klassiker, wie gebratenen Reis in allerlei Abwandlungen und kombiniert mit Fleischbeilagen von Huhn, Schwein und Rind. Hier aber mal ein Rezept mit Krabben.

17 Reis lässt sich wunderbar mit Meeresfrüchten kombinieren.

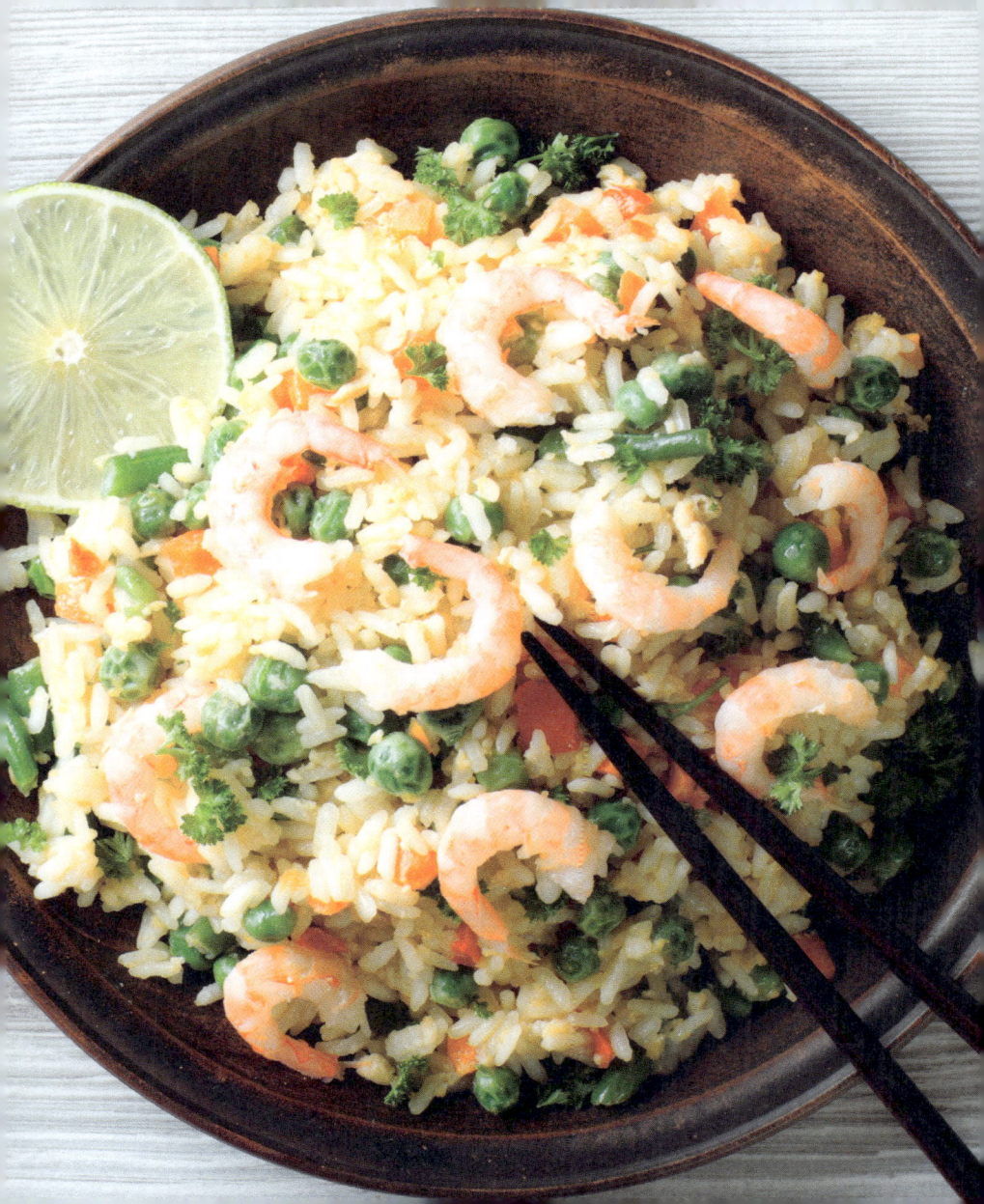

Reissalat mit Krabben

Dies ist ein erfrischendes Rezept, das sich auch im Sommer gut zubereiten lässt.

Für eine Portion (etwa 180 kcal):

25 g Langkornreis	½ Frühlingszwiebel
62,5 ml Wasser	½ Stange Staudensellerie
25 g Krabben, tiefgekühlt oder frisch, verzehrfertig	1 Dill-Stängel
	½ Esslöffel Erdnussöl
½ Zitrone, gepresst	Pfeffer
½ Ananasscheibe	Salz

Den Reis mit Wasser aufkochen und dann bei geringer Hitze zugedeckt solange köcheln lassen, bis der Reis das Wasser vollständig aufgenommen hat. Anschließend in eine kalte Schüssel geben und abkühlen lassen.

Die Krabben mit dem Zitronensaft vermischen und ziehen lassen. Als Variante kann auch noch etwas Knoblauchgewürz darübergegeben werden oder eine frische Knoblauchzehe gepresst dazugegeben werden.

Die Ananasscheibe würfeln. Die Frühlingszwiebel, den Staudensellerie und den Dill waschen. Alle Zutaten bis auf den Dill in fingerbreite Stücke schneiden. Den Dill fein hacken. Die Sellerieblätter nicht wegwerfen, sie können ebenfalls klein gehackt als Zutat verwendet werden.

Nun Reis, Krabben und das gehackte Gemüse und Ananas mit dem Öl und Gewürzen vermischen und abschmecken.

Italien

Italien bietet eine unendliche kulinarische Vielfalt. Reisgerichte dürfen da natürlich nicht fehlen!

Risotto milanese

Risotto lässt sich fein kombinieren, zum Beispiel mit Meeresfrüchten oder Gemüsen. Das klassische italienische Risotto kann aber immer als Grundlage dienen.

Für eine Portion (etwa 620 kcal):

¼ Zwiebel	30 ml Weißwein, trocken
¼ Knoblauchzehe	20 g Parmesan
1 TL Olivenöl	12 g Butter
100 g Arborio-Reis	Salz
1 Prise Safran	Pfeffer
275 ml Fleischbrühe	

Die Zwiebel und den Knoblauch sehr fein hacken. Das Öl in einem Topf erhitzen und Zwiebel und Knoblauch darin anschwitzen.

Den Reis und den Safran dazugeben und gut durchmischen. Anschließend die Hälfte der Fleischbrühe dazugeben und bei mittlerer Hitze langsam zum Köcheln bringen. Dann bei schwacher Hitze für etwa 10 Minuten garen.

Dann den Weißwein unterrühren, und sobald er aufgesogen ist, nach und nach die restliche Fleischbrühe angießen und den Reis immer wieder umrühren, damit der Risotto-Reis sämig wird.

Zuletzt den Parmesan und die Butter unter den Reis ziehen und mit Salz und Pfeffer abschmecken.

Japan

Bei Japan und Reis denkt man natürlich direkt an Sushi. Aber der schön klebende Mochireis kann auch für andere einfache Gerichte verwendet werden. Aber hier nun trotzdem der Klassiker.

Sushi

Ein klassisches Sushi-Rezept darf aber trotzdem nicht fehlen. Für originales Sushi benötigt man allerdings speziellen Sushi-Reis oder weißen Rundkornreis.

Für eine Portion (6 Stück Sushi) (etwa 210 kcal)*:*

35 g Sushi-Reis	15 g Salatgurke
55 ml Wasser	½ Shiitake-Pilz
½ EL Reisessig	1 Nori-Blatt
1 Prise Zucker	1 Schnitzer Ingwer
1 Prise Salz	Wasabi
35 g rohes Lachsfilet	15 ml Sojasoße
½ Karotte	Bambusmatte

Zunächst wird der Reis mit kaltem Wasser abgespült und dann etwa 30 Minuten abtropfen gelassen, um ihn richtig zu konditionieren. Dann den Reis

mit dem Wasser für 1 Minute richtig zum Kochen bringen und anschließend zugedeckt und bei schwächster Hitze für 15 Minuten garen lassen.
Den Reisessig mit dem Zucker und Salz in einem kleinen Gefäß erhitzen. Den Reis in eine extra Schüssel geben und die Essiglösung gründlich, aber sanft untermischen. Den Reis nun abkühlen lassen.
Den Lachs trocken tupfen und von eventuellen Gräten befreien und dann quer zu den Fasern in fingerbreite Streifen teilen.
Die Karotte und die Salatgurke schälen und in schmale Stifte schneiden, ebenso die Pilze.
Das Nori-Blatt auf einer Bambusmatte auslegen und bis auf einen etwa 3 cm breiten Rand mit einer Schicht Reis belegen. In der Mitte der Reisschicht werden nun parallel zum freien Rand des Nori-Blattes die Gemüsestifte und der Lachs angeordnet.
Nun wird das Nori-Blatt mithilfe der Bambusmatte aufgerollt, sodass der freigelassene Rand das aufgerollte Blatt abschließt. Die Rolle nun in 6 gleich große Stücke schneiden und anrichten. Dazu den Ingwer schälen und grob raspeln sowie das Wasabi drapieren. Sojasoße als Dip reichen.

Tamago kake gohan
In der westlichen Küche ist man rohes Ei höchstens einmal im Tiramisu gewöhnt, und selbst dann schlagen bei vielen die Alarmglocken wegen der Gefahr einer Salmonellen-Infektion. Dennoch ist dieses japanische Gericht, das dort traditionell zum Frühstück gegessen wird, sehr beliebt und einfach sowie schnell zuzubereiten. Für alle, die das Eiweiß lieber weglassen möchten, ist auch die Zubereitung nur mit Eigelb möglich.

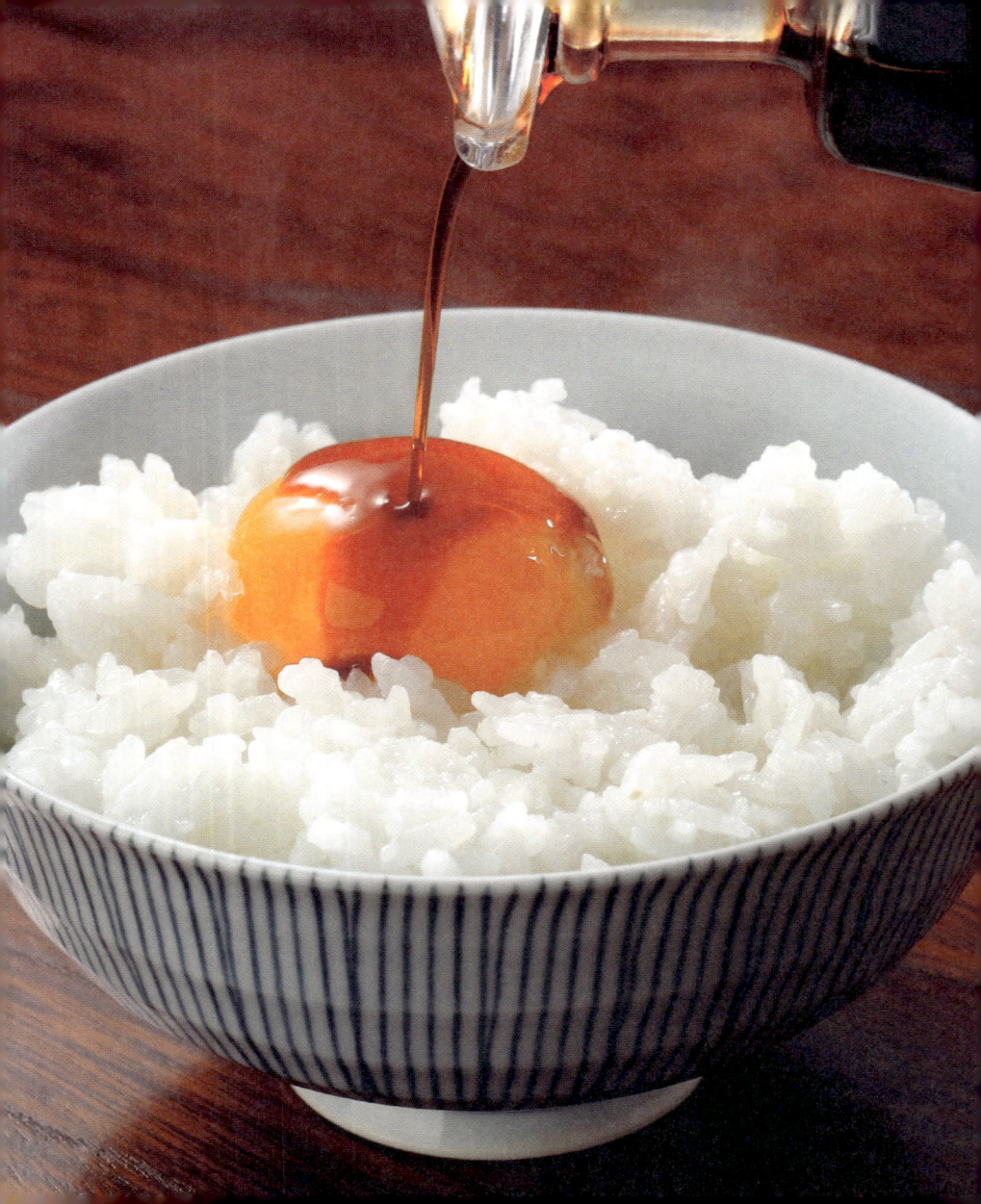

Für eine Portion (etwa 222 kcal)*:*

80 g Mochireis
125 ml Wasser
½ Frühlingszwiebel
1 rohes Ei

½ Dose Thunfisch
im eigenen Saft
4 EL Sojasoße
Salz

Den Reis mit dem Wasser aufkochen und bei schwacher Hitze ziehen lassen, bis das Wasser aufgesogen ist und der Reis eine leicht klebrige Konsistenz hat. Die Frühlingszwiebel währenddessen in schmale Ringe schneiden. Den heißen Reis in einen tiefen Essteller geben und in der Mitte eine Kuhle formen. In die Kuhle wird das rohe Ei geschlagen.
Die Frühlingszwiebelringe und den Thunfisch darübergeben und mit Sojasoße würzen. Salz nach Belieben.

Österreich

Über den Balkan ist nicht nur der Kaffee nach Österreich gelangt. Auch eine Reisspezialität hat das Alpenland zu bieten.

Serbisches Reisfleisch
Serbisches Reisfleisch bringt Reis und Käse zusammen, gewürzt mit einer Note Paprika.

Für eine Portion (etwa 520 kcal)*:*
¼ Zwiebel   ¼ Knoblauchzehe

18 Rohes Ei auf Reis ist ein traditionelles Gericht in Japan.

125 g Kalbfleisch, zum Beispiel
Nacken
2 TL Butterschmalz
2 TL Tomatenmark
1 TL Paprikapulver, süß

150 ml Wasser
Salz
80 g Langkornreis
2 Stängel Petersilie
12 g Emmentaler, gerieben

Die Zwiebel und den Knoblauch klein hacken. Das Kalbfleisch grob würfeln. Das Butterschmalz in einem Schmortopf erhitzen und das Kalbfleisch darin von allen Seiten kurz anbraten und dann zur Seite legen. In dem zurückbleibenden Fett werden die Zwiebel und der Knoblauch angeschwitzt.
Dann zuerst das Fleisch und anschließend das Tomatenmark und Paprikapulver hinzugeben, gut durchmischen und die Mischung leicht anrösten.
So viel Wasser hinzufügen, dass das Fleisch bedeckt ist, salzen und dann bei schwacher Hitze für etwa 40 Minuten schmoren lassen.
Anschließend wird der Reis in den Topf gegeben sowie das restliche Wasser, das Ganze einmal hochgekocht und dann bei schwacher Hitze nochmals etwa 20 Minuten gegart.
Zum Servieren fein gehackte Petersilie und den Emmentaler auf das Reisfleisch geben.

Spanien

Spanien bietet viele kulinarische Anreize. Durch den maurischen Einfluss haben auch Reisgerichte in die Tradition der spanischen Küche Einzug erhalten.

Paella

Jeder kennt das spanische Nationalgericht Paella. Eine Paella-Pfanne oder ofenfeste Auflaufform sollte vorhanden sein.

Für eine Portion (etwa 670 kcal):

85 g tiefgekühlte Tintenfische	¼ Paprikaschote
1 Suppengrün	¼ Zwiebel
20 ml Wasser für den Sud	½ Knoblauchzehe
Fischgewürz	50 g Schweinefleisch
20 ml trockenen Weißwein für den Sud	½ Hühnerbrustfilet
2 Hummerkrabbenschwänze	½ EL Olivenöl
1 Prise Safranfäden	25 g tiefgekühlte Erbsen
100 ml Wasser	50 g Paella-Reis oder Langkornreis
Hühnerbrühe	Salz
35 g Tomaten	Pfeffer
	2 Stängel Petersilie

Die Tintenfische auftauen lassen. Das Suppengrün waschen und grob zerkleinern und mit dem Wasser, etwas Fischgewürz sowie dem Weißwein aufkochen. Dann die Tintenfische und Hummerkrabbenschwänze hinzugeben und etwa 5 Minuten ziehen lassen. Die Tintenfische und Hummerkrabbenschwänze zur Seite legen.

Den Safran mit den Fingern über den Sud reiben, das weitere Wasser und etwas Hühnerbrühe hinzugeben.

Die Tomaten häuten und zerkleinern, die Paprika in feine Streifen schneiden, Zwiebel und Knoblauch fein zerhacken. Alles zunächst zur Seite legen.

Das Schweinefleisch und das Hühnerbrustfilet in daumenbreite Stücke schneiden und im Olivenöl über 20 Minuten bei geringer Hitze rundum anbraten. Anschließend das Fleisch in eine Paella-Pfanne geben.
Die Zwiebel und Knoblauch in der Pfanne mit dem verbleibenden Bratfett anschwitzen, dann den Sud hinzugeben und einkochen lassen.
Den Bratfond über das Fleisch in der Paella-Pfanne geben und den Reis darüberstreuen. Die Tintenfische, Hummerkrabbenschwänze und das zerkleinerte Gemüse sowie die Erbsen gleichmäßig darauf verteilen und mit Salz und Pfeffer nach Belieben würzen.
Die Paella-Pfanne mit Alufolie abdecken und auf mittlerer Position im nicht vorgeheizten Backofen für 40 Minuten bei 180 Grad (160 Grad Umluft) garen. Die Alufolie entfernen und noch mal 25 Minuten weitergaren, sodass der Reis noch bissfest ist und das Fleisch zart. Zum Servieren fein gehackte Petersilie über die Paella streuen.

Ungarn

Ungarn hat nicht nur die Paprika im wahrsten Sinne des Wortes hoffähig gemacht, sondern bietet auch einige Reisgericht-Variationen. Hier ein Beispiel.

Siebenbürger Kraut
Dieses Gericht verbindet zwei Zutaten, die wohl hierzulande so gut wie nie in einem Topf beziehungsweise auf einem Teller landen würden: Kraut und Reis.

Für eine Portion (etwa 710 kcal):

- ¼ Zwiebel
- ¼ Knoblauchzehe
- 1 EL Öl
- 100 g Rinderhack oder gemischtes Hackfleisch
- 1 TL Kümmelkörner
- 1 TL getrockneter Majoran
- 2 TL Paprikapulver, süß
- Salz, Pfeffer
- 1 TL Butterschmalz
- 125 g Sauerkraut
- 75 g Langkornreis
- 1 Lorbeerblatt
- 90 ml Fleischbrühe
- 75 g saure Sahne
- 2 Stängel Petersilie

Die Zwiebel und den Knoblauch klein hacken und das Öl in der Pfanne erhitzen. Zwiebel und Knoblauch darin anschwitzen und dann das Hackfleisch hinzugeben und kurz durchbraten, sodass es aber saftig bleibt. Mit Kümmel, Majoran, Paprikapulver, Salz und Pfeffer würzen.

Einen Schmortopf mit dem Butterschmalz von Innen einfetten und dann das abgetropfte Sauerkraut abwechselnd schichtweise mit dem Reis und dem angebratenen Hackfleisch auffüllen. Auf die letzte Schicht Fleisch das Lorbeerblatt legen und mit Sauerkraut abschließen. Die Fleischbrühe an der Seite in den Schmortopf einfüllen.

Die saure Sahne on top geben und verteilen. Den Schmortopf in den nicht vorgeheizten Backofen in mittlerer Position stellen und für 1,5 Stunden bei 160 Grad (Umluft 150 Grad) schmoren lassen. Vor dem Servieren mit Petersilie bestreuen.

USA

Die USA sind zwar nicht unbedingt für kulinarische Hochgenüsse bekannt, wenn man an die Fast-Food-Kultur denkt, aber gerade beim Thema Reis haben die zum mexikanischen Golf hin gelegenen Staaten einiges zu bieten.

Hopping John
Hopping John kombiniert den typischen amerikanischen Bacon mit Reis und ist sehr unkompliziert zuzubereiten.

Für eine Portion (etwa 640 kcal)*:*

¼ Zwiebel	85 g tiefgekühlte Erbsen
¼ Knoblauchzehe	Salz
1 EL Öl	Weißen Pfeffer
85 g Langkornreis oder Arborireis	60 g Bacon-Speck
200 ml Hühnerbrühe	

Die Zwiebel und den Knoblauch fein hacken und im erhitzten Öl in einem Topf anschwitzen.

Den Reis hinzugeben und mit dem Öl, Knoblauch und Zwiebeln durchmischen. Kurz anschwitzen lassen und dann die Hühnerbrühe zugeben. Das Ganze dann bei schwacher Hitze garen lassen, bis der Reis noch feucht ist. Dann die Erbsen untermischen und weitergaren lassen. Mit Salz und Pfeffer würzen.

Währenddessen den Bacon in einer beschichteten Pfanne anbraten.
Den Reis auf einem Teller servieren und mit dem Bacon belegen.

Vietnam

Vietnam bietet wie alle asiatischen Länder eine reichhaltige Reiskultur. Insbesondere wird dort viel mit Gemüse ergänzt, was zu einer fleischarmen Küche führt.

Reisrollen mit Tofu-Gemüse-Füllung
Dieses Rezept bietet Gelegenheit, die vormals erwähnten Reisblätter zu benutzen, die in einem gut sortierten Asia-Laden zu bekommen sind.

Für eine Portion (etwa 220 kcal)*:*

75 g Karotten	½ EL Sojaöl
¼ Paprika (Farbe nach Belieben)	1 TL Currypulver
¼ Zwiebel	25 g Sojasoße oder Hoisinsoße
4 Reisblätter	¼ EL Erdnusskerne
60 g Tofu	Salz

Als Erstes werden die Karotten geschält und in kleine Stücke geschnitten. Die Paprika ebenfalls grob zerkleinern, genauso die Zwiebel. Die Reisblätter schon beidseitig mit Wasser besprühen oder ganz in Wasser eintunken und dann auf einem Küchentuch hinlegen.

Die Karotten, Paprika und Zwiebel in einem Mixer fein zerkleinern. Den Tofu in kleine Würfel schneiden.

Den Gemüsemix in dem Öl bei mittlerer Hitze anbraten und dann Currypulver und Sojasoße dazugeben und weitergaren, bis das Gemüse eine weiche Konsistenz hat.

Das Gemüse abkühlen lassen und dann den Tofu und die Erdnusskerne untermischen. Das Ganze dann mit Salz abschmecken.
Einen etwa fingerlangen Streifen der Füllung in die Mitte des Reisblattes legen. Das Reisblatt an den kurzen Seiten der Füllung umschlagen und anschließend an einer langen Seite und von dort aus einrollen.
In einem extra Schälchen kann Sojasoße oder Hoisinsoße zum Eintunken der Reisrollen serviert werden.

Reiswein selber machen

Reiswein selber zu machen ist keine so komplizierte Angelegenheit, und man kann das Ganze mit ein bisschen Aufwand ohne Probleme zu Hause machen.

Man benötigt dazu:
200 g Reis
Die etwa 5-fache Menge Wasser
Ein Sieb
Ein Seihtuch mit feinen Poren
Sake-Fass oder einen verschließbaren Eimer

Zitronensäure
Malzreis (Kome-Koji)
Reiswein-Brauhefe oder
normale Brauhefe

Etwa 200 g Reis mit der 5-fachen Menge Wasser für gut 5 Stunden in einem geeigneten Topf im Backofen bei maximal 50 °C einweichen.
Anschließend das Sieb mit dem Seihtuch auslegen und den eingeweichten Reis gut abtropfen lassen, bis wirklich nichts mehr tropft. Das kann etwas

19 In Japan wird Reiswein als Zeichen der Gastfreundschaft angeboten.

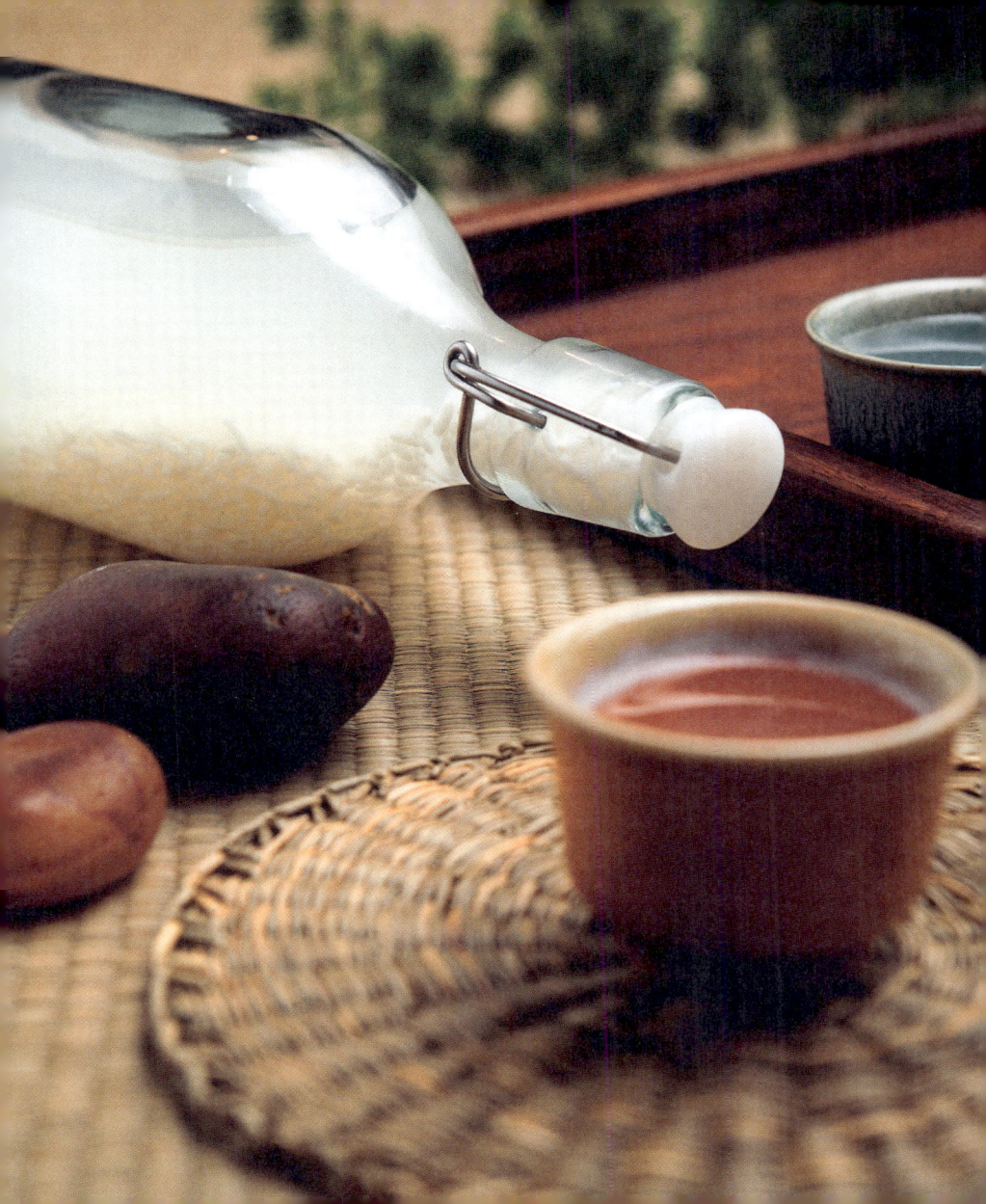

Rezepte

dauern. Anschließend den Reis in dem Tuch vorsichtig auspressen, um das Restwasser zu lösen, aber ohne den Reis zu zerquetschen.

Nun wird der Reis wieder in den Kochtopf gegeben und bei geringer Hitze für etwa 50 Minuten gekocht, sodass er eine Konsistenz ähnlich der von Fruchtgummi bekommt.

Jetzt werden das Sake-Fass oder der verschließbare Eimer mit Wasser gefüllt, etwas Zitronensäure und der Malzreis (Kome-Koji) zugesetzt und abgewartet, bis der Reis abgekühlt ist.

Den abgekühlten Reis gut unter das Wasser rühren, die Brauhefe hinzufügen und nochmals gründlich durchmischen.

Das Fass oder den Eimer gut verschließen und für zwei Wochen an einem dunklen, kühlen Ort lagern.

Zum Schluss kann der Reiswein durch ein Seihtuch filtriert werden und in Flaschen abgefüllt werden.

Anhang

Quellen und zum Weiterlesen

Einfluss des Reiskonsums auf die Gesundheit. Birgit Walter. Eidgenössische Technologische Hochschule Zürich. (2007)

Rice-based oral rehydration solution decreases the stool volume in acute diarrhoea. Molla A. M. et al. Bulletin of the World Health Organization, 63 (4): 751-756. (1985)

White rice consumption and risk of type 2 diabetes: meta-analysis and systematic review. Hu E. A. et al. BMJ 344: e1454 (2012)

Whole grain and refined grain consumption and the risk of type 2 diabetes: a systematic review and dose–response meta-analysis of cohort studies. Aun D. et al. Eur J Epidemiol 28:845–858 (2013)

In Situ Stable Isotope Probing of Methanogenic Archaea in the Rice Rhizo-sphere. Lu Y. und Conrad R. Science 12; 309(5737):1088-90 (2005)

Expression of barley SUSIBA2 transcription factor yields high-starch low-methane rice. Su Y. et al. Nature 30; 523(7562):602-6 (2015)

www.reismuehlen.de

Reis und Reisprodukte enthalten viel anorganisches Arsen. Bundesinstitut für Risikobewertung. 14/2015 (2015)

Arsen in Reis und Reisprodukten. Stellungnahme Nr. 018/2015 des BfR vom 24.06.2014

Einstufung von Rotschimmelreisprodukten. Stellungnahme der Gemeinsamen Expertenkommission BVL/BfArM. 02/2016

Lebensmitteltabelle Souci-Fachmann-Kraut. Wissenschaftliche Verlagsgesellschaft Stuttgart. Herausgeber: Deutsche Forschungsanstalt für Lebensmittelchemie, Freising. 5. Auflage. (2011)

Das Gourmet-Handbuch. Köhnemann Verlagsgesellschaft. Köln 2002

Reisspezialitäten. Barbara Rias-Bucher. 2. Auflage. Gräfe und Unzer. 1993

Das Kochbuch zur 8-Wochen-Cholisterinkur. Robert E. Kowalski. Econ Verlag 2000

Ernährung bei Gicht und Hyperurikämie. Günther Wolfram, Marta Reinhardt, Elisabeth Tick. 2. überarbeitete Auflage. Thieme Verlag 1982

Der Autor

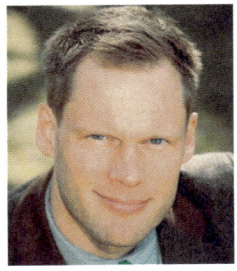

Dr. Malte Rubach beschäftigt sich seit mehr als 15 Jahren mit den Themen Ernährung, Gesundheit und Nachhaltigkeit. Nach seiner Forschungstätigkeit am Leibniz-Institut war er zunächst als Projektleiter am Kompetenzzentrum für Ernährung in Bayern tätig, bevor er an das dortige Ernährungs- und Landwirtschaftsministerium wechselte. Zudem ist er als Referent und Autor aktiv.

Bildnachweis

Alle Bilder von Shutterstock.com:
Bild 1 © marekuliasz, Bild 2 © horiyan, Bild 3 © huyangshu, Bild 4 © freedom-man, Bild 5 © Wichudapa, Bild 6 © mmkarabella, Bild 7 © Chaded Panichsri, Bild 8 © Sayan Puangkham, Bild 9 © Naruden Boonareesirichai, Bild 10 © VICUSCHKA, Bild 11 © Africa Studio, Bild 12 © Valentyn Volkov, Bild 13 © Carlos andre Santos, Bild 14 © Sukpaiboonwat, Bild 15 © aliasemma, Bild 17 © AS Food studio, Bild 18 © sumire8, Bild 19 © YANG YIDONG

Bild 16 © Marjorie F. de V. Carvalho
Autorenfoto: © privat

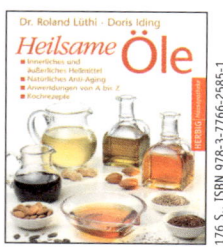
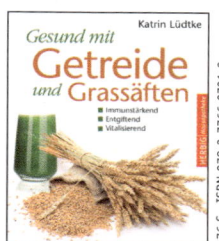
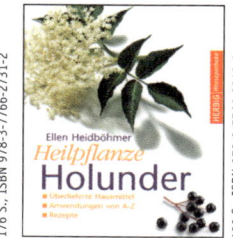
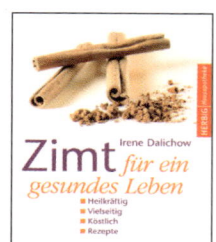

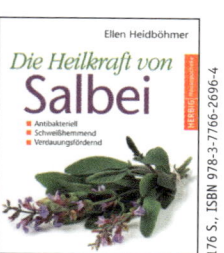
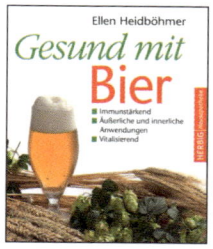
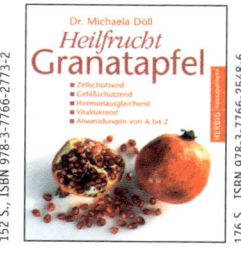
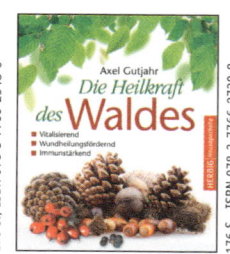

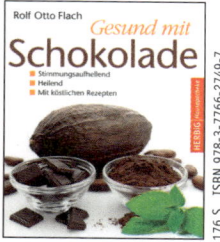
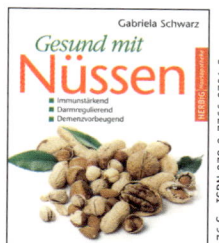
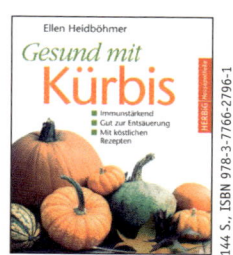
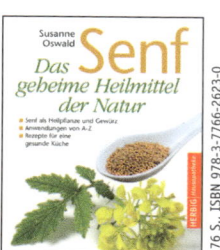

Kompetente Hilfe aus der sanften Medizin

Informationen zu allen Herbig Hausapotheke-Ratgebern unter www.herbig-verlag.de

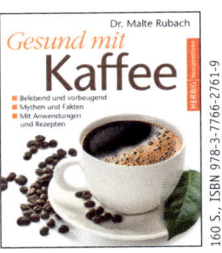
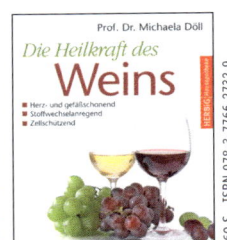
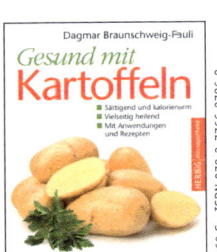
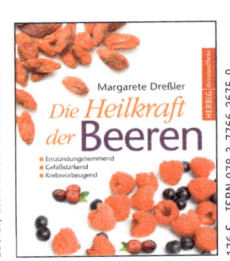
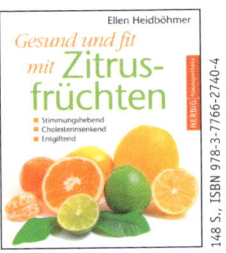
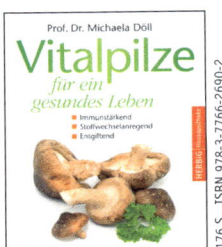
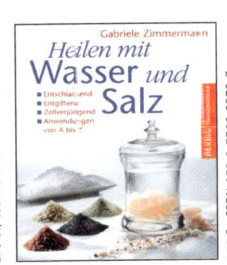
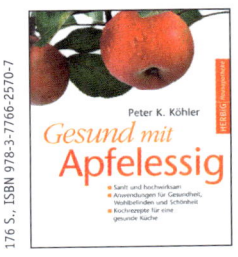
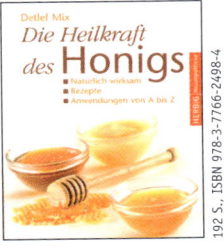
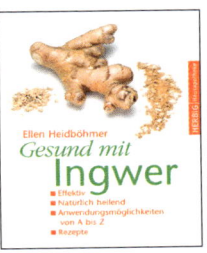
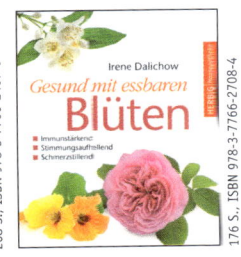

Kompetente Hilfe aus der sanften Medizin

Informationen zu allen Herbig Hausapotheke-Ratgebern unter www.herbig-verlag.de

HERBiG | Hausapotheke